U0476824

消防安全要知道丛书

现场急救要知道

侯延勇　著

青海人民出版社

·西宁·

图书在版编目（CIP）数据

现场急救要知道 / 侯延勇著 . -- 西宁 : 青海人民出版社 , 2024.8
（消防安全要知道丛书）
ISBN 978-7-225-06732-2

Ⅰ . ①现… Ⅱ . ①侯… Ⅲ . ①火灾 - 急救 Ⅳ . ① R459.7

中国国家版本馆 CIP 数据核字 (2024) 第 096420 号

消防安全要知道丛书

现场急救要知道

侯延勇　著

出 版 人　樊原成

出版发行　青海人民出版社有限责任公司
西宁市五四西路 71 号　邮政编码：810023　电话：（0971）6143426（总编室）

发行热线　（0971）6143516/6137730

网　　址　http://www.qhrmcbs.com

印　　刷　西安五星印刷有限公司

经　　销　新华书店

开　　本　890mm × 1240mm　1/32

印　　张　3.5

字　　数　53 千

版　　次　2024 年 8 月第 1 版　2024 年 8 月第 1 次印刷

书　　号　ISBN 978-7-225-06732-2

定　　价　23.00 元

目　录

第一章　掌握急救知识具有重要意义　001

第二章　及时正确的现场急救是关键　004

一、现场急救的方针和原则　004

二、脱困是火场救人的关键步骤　007

第三章　现场急救的基本程序和方法　009

一、现场急救的基本程序　009

二、现场急救的常用方法　014

第四章　CPR（心肺复苏术）　017

一、现场 CPR 步骤　018

二、现场 CPR 的注意事项　025

三、使用现场急救装置——除颤器（AED）　029

四、再次强调掌握现场心肺复苏术和学会使用 AED 的重要性　036

第五章　现场急救中常用的止血法　038

一、一般小的伤口出血情况　038

二、区分动脉和静脉出血　039

三、伤口在头面部出血　040

四、伤口在四肢部位出血　041

五、止血带止血法　043

六、布性止血法　046

第六章　烧烫伤现场处置的一般常识　047

一、常见烧烫伤的现场处置原则　048

二、一般烧烫伤的现场处置步骤　049

三、一般烧烫伤现场处置的注意事项　050

四、这些关于烧烫伤认识上的常见误区要注意　052

五、吸入性损伤如何进行现场急救　054

六、烧烫伤伴合并伤时，如何进行现场急救　056

七、火焰烧伤的现场紧急处置　057

八、热液烫伤的现场紧急处置　058

九、化学品烧伤的现场紧急处置　059

十、电烧伤和电弧烧伤现场紧急处置　060

十一、滚油烫伤的现场紧急处置　061

第七章　几种常见意外情况的现场处置　062

一、发生煤气中毒的现场紧急处置　062

二、发生高处跌落的现场紧急处置　069

三、发生骨折的现场紧急处置　071

四、发生扭挫伤的现场处理　077

五、伤病员搬运法 078
六、利物割、刺伤的现场紧急处置 079
七、火灾中老年人现场急救的注意事项 081

第八章 呼吸道吸入异物造成窒息的现场紧急处置 083

一、误吞异物的急救处置原则 083
二、食物误入气道的急救法（海姆立克急救法） 085

第九章 高温引起中暑的现场紧急处置 092

一、火场高温引起中暑的致病原因 092
二、中暑的症状 094
三、中暑的现场处置措施 097
四、中暑禁忌事项 099

第十章 溺水的急救 102

第一章　掌握急救知识具有重要意义

（一）现代人应该掌握一定的现场急救知识

现代社会，人们处在快节奏、高强度的工作生活中，由于竞争激烈、精神压力大，加之生活作息不规律、饮食不科学、生活工作环境复杂等原因，人们常会遇到周围人突发意外的情况。这些意外情况往往发生急、危险性大，如果处置不当，对当事人的家庭和整个社会都有很大的影响。因此，现代人有必要掌握一定的现场急救知识。

（二）第一时间现场施救非常关键

时间就是生命，在现场第一时间对伤患进行正确有效的急救，能够最大限度地争取抢救时间，对挽救伤患的生命具有非常重要的意义，也能够为医生的后续救治赢得宝贵时间。

众所周知，大量的意外伤害和危重急症都发生在“医院外”。据统计，美国每年死于心脏病等急症的人群中，有 1/2 是死于家中或送往医院的途中。

据北京急救中心统计，88% 的猝死发生在家庭，其中 50～59 岁这个年龄组占比最高。

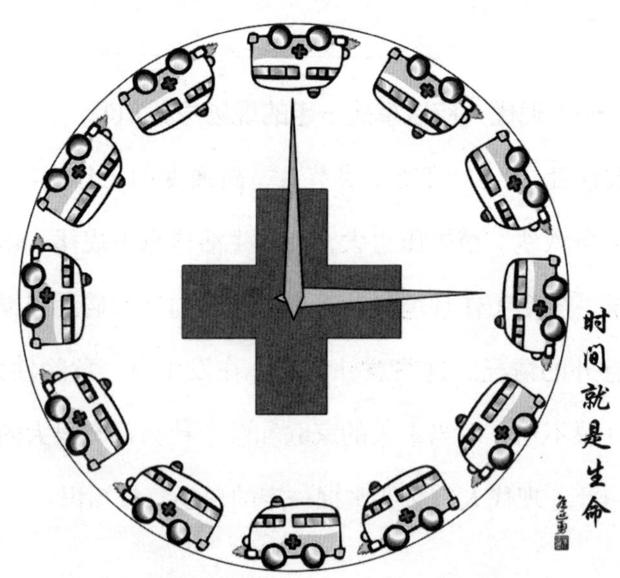

一些其他的意外情况也时有发生。如火灾、吃错了药、食物中毒、煤气中毒、小儿气管异物、老人噎食等。

因此，掌握现场急救知识可以在关键时刻帮助身边的人。

传统文化中也有“救人一命,胜造成七级浮屠”的教诲。

（三）掌握现场急救知识能够让生命重现辉煌

其实，在很多急症或意外中，如果能在现场及时采取正确的急救措施，有不少人的生命可以得到挽救。

例如，急性心肌梗死的死亡病例中，约有 1/2 以上是死于发病 1 小时内。

我国许多医学专家在研究报告中指出，向民众普及以心肺复苏为主的急救知识，可以使心脏病危急重症的抢救成功率明显提高，可以把猝死对生命的威胁减小到最低限度。

急救常识不仅能帮到自己，还能给身边的亲人和周围的朋友带来更多的帮助。

所以，在努力避免意外发生的前提下，掌握一定的现场急救知识很重要。

第二章　及时正确的现场急救是关键

一、现场急救的方针和原则

（一）现场急救的指导方针

对伤者来说，时间就是生命。

1. 脱困：第一时间使伤者脱离致伤因素。

2. 求助：视情况拨打 120 急救电话向急救中心求助；拨打 119 火警电话向应急救援中心求助。

120 急救车上配有随车医护人员、全自动呼吸机、心电监护仪、吸痰器、氧气瓶、自动上车担架床等设备，专门用于对危重及不能自理病人的护送服务。

3．控制伤情：在第一现场及时、规范地止血、包扎、固定，能够最大限度地减少伤者的死亡和伤残，为医护人员的进一步抢救争取宝贵的时间；平稳地搬运能够有效地避免二次伤害。

（二）现场急救的一般原则

1．对神志不清者要置于侧位，防止气道梗阻。

2．呼吸困难时给予氧气吸入；呼吸停止时立即进行人工呼吸；心脏停跳者立即进行胸外心脏按压。

3．皮肤污染时，脱去污染的衣服，用流动清水冲洗。

4．头面部烧伤时，要注意眼、耳、鼻、口腔的清洗。

5．眼睛污染时，立即提起眼睑，用大量流动清水彻底冲洗至少 15 分钟。

6．发生冻伤时，对冻伤的部位进行轻柔按摩，应注意不要将伤处的皮肤擦破，以防感染。

7．发生烧伤时，应迅速将患者衣服脱去，用水冲洗降温，用清洁布覆盖创伤面，避免创面污染；不要任意把水疱弄破。患者口渴时，可适量饮水或饮含盐饮料。

8.有毒（害）物质进入口中时，可根据物料性质，对症处理。

经现场处理后，应迅速护送至医院救治。

二、脱困是火场救人的关键步骤

（一）火灾中人员致伤（亡）的主要原因

1. 火势发展蔓延迅速。

2. 逃生通道受阻。

3. 烟气伤害。

4. 高温伤害。

5. 坠物砸伤、触电、跌落等。

（二）火场救人的基本要点

1. 稳定受困人员情绪。

2. 改善受困人员的生存环境。

3. 开辟救生通道。

4. 现场救护。

（三）组织和指挥火场救人应注意的几个问题

1. 了解掌握火场情况（四个查明）

一是查明受困人员的数量及状况；

二是查明受困人员的位置及救生通道；

三是查明火势蔓延的范围及进一步扩大的途径；

四是查明是否存在除火势和热烟气外，其他威胁受困人员安全的因素，如燃气泄漏、爆炸品、有毒物质、建筑物倒塌等因素。

2 . 正确处理好火势控制与救人的辩证关系

坚持救人第一原则，客观分析火场条件，合理分配力量，确保受困人员安全，并最大限度地减少财产损失。

3 . 合理选择救人方法和途径

根据火场情况合理选择救人的方法和途径，重点考虑救人方法的安全性和救人的速度等情况。救人行动要迅速、采用方法要得当。

第三章　现场急救的基本程序和方法

一、现场急救的基本程序

（一）判断伤情

在使伤者脱离致伤因素后要对伤情作初步评估，检查伤员的意识、气道、呼吸循环体征等。

1. 意识

先判断伤员神志是否清醒，高声呼唤、轻拍、推动时伤员会睁眼或有肢体反应，表明伤员有意识，否则表明意识丧失，已陷入危重状态。

2. 气道

伤员有反应但不能说话，不能咳嗽，可能存在气道梗阻，必须检查清除。

3. 呼吸

正常人每分钟呼吸 12~18 次，疏通气道后，对无反应的伤员进行呼吸的检查，如呼吸停止，应立即实施心肺复苏抢救。

4. 循环体征

可通过呼吸、咳嗽、运动、皮肤颜色、脉搏等情况进行判断，正常人心跳每分钟 60~80 次，儿童每分钟 110~120 次。严重心脏急症如心肌梗死、心律失常以及严重创伤、大失血等危及生命时，心跳或加快，超过每分钟 100 次；或减慢，每分钟 40~50 次；或不规则，忽快忽慢，忽强忽弱，均为心脏呼救信号。

5. 瞳孔反应

当伤员脑部受伤、脑出血、严重药物中毒时，瞳孔可能缩小到针尖大小，也可能扩大到黑眼球边缘。

对上述生命体征进行判断后，再对伤员的头、颈、胸、腹、盆腔和脊柱进行检查，是否有开放性损伤、骨折、触痛、肿胀等体征。注意检查有无活动性出血，如有，应立即止血；严重的胸腹部损伤，容易引起休克甚至死亡。

（二）紧急求助

1. 对现场病情判断后，需医护救护支援的，应尽快拨打 120 急救电话呼救。

2. 呼救电话必须简洁地表达人员信息、地址、伤者状况、救护措施等主要信息：

人员信息：报告人的电话号码与姓名，伤员的姓名、性别、年龄和联系电话。

地址：现场所在的位置，尽可能地指明街道地址和显著地标。

伤者状况：伤员目前的危重状况，如昏倒、呼吸困难、大出血等。

3. 呼救结束时，要等对方先挂断电话，避免因重要信息遗漏影响急救行动。

4. 安排人员在关键位置迎引救援车辆。

（三）现场处置

1. 迅速排除致命和致伤因素。如搬开压在身上的重物，撤离中毒现场，如果是意外触电，应立即切断电源；清除伤病员口鼻内的泥沙、呕吐物、血块或其他异物，保持呼吸道通畅等。

2. 检查伤员的生命特征。检查伤病员呼吸、心跳、脉搏情况。如无呼吸或心跳停止，应就地立即开展心肺复苏。

3. 止血。有创伤出血者，应迅速包扎止血。止血材料宜就地取材，可用加压包扎、上止血带或指压止血等，然后将伤病员尽快送往医院。

4. 如有腹腔脏器脱出或颅脑组织膨出，可用干净毛巾、软布料或搪瓷碗等加以保护。

5. 有骨折者用木板等临时固定。

6. 神志昏迷者，未明确病因前，注意心跳、呼吸、两侧瞳孔大小。

（四）转运伤病员

按不同的伤情和病情，按病情的轻重缓急选择适当的工具迅速而正确地进行转运；运送途中要随时关注伤病员的病情变化。

二、现场急救的常用方法

（一）CPR（心肺复苏术）

CPR（心肺复苏术）是专门用于抢救急性呼吸、心跳骤停的一种最基本的方法，通常包括胸外按压、开放气道、人工呼吸这三种最基本的操作。

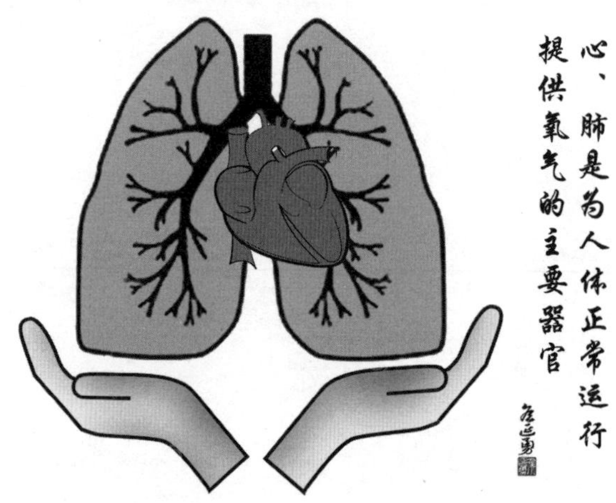

（二）止血包扎术

通常都是用于外伤性出血，如果伤口不大，没有损伤重要的大血管，一般局部用干净的敷料加压包扎就能够止血，但是如果引起了大一点的血管损伤，局部加压包扎还是出血，必须在伤口的近端肢体给予局部捆扎，阻断血流而止血。

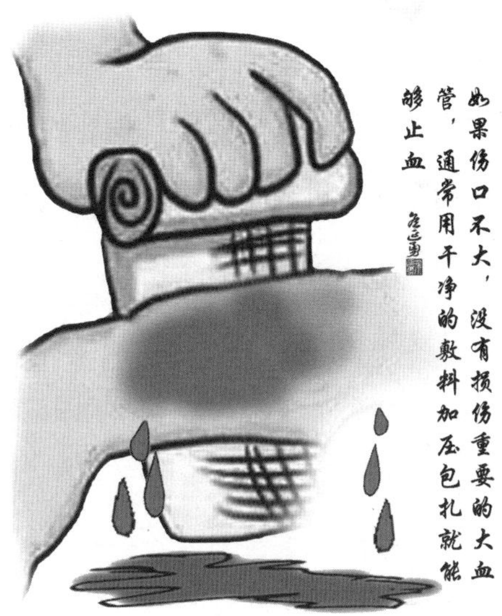

（三）骨折固定术

如果出现了外伤性的骨折、关节畸形，可以应用夹板来外固定。

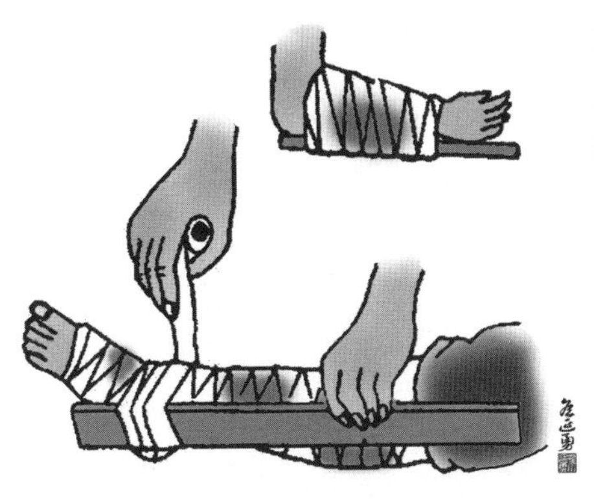

（四）搬运术

通常用于昏迷的病人，或者脊柱损伤的病人，尤其是脊柱损伤，搬运是非常讲究的，要先固定，后转运。

第四章　CPR（心肺复苏术）

CPR（心肺复苏术）是对失去呼吸和自主心跳伤者进行急救最常用的方法之一。

凡由火灾、溺水、心脏病、高血压、车祸、触电、药物中毒、气体中毒、异物堵塞呼吸道、呼吸困难等导致的呼吸、心跳停止的情况，在就医前均应立即施行现场急救。

按：灾难中往往有伤者发生呼吸和心跳停止的情况。人的大脑会在失去血液供氧4~6分钟后开始受损，超过10分钟则会造成脑部不可逆性的损伤。万一在意外发生的10分钟内，专业救援人员无法赶到现场，则现场人员及时对伤者施行急救，其生还的可能性就会大大增加。

一、现场 CPR 步骤

（一）检查伤者有无意识

方法：轻拍伤者肩背部并呼叫伤者的名字，同时注意观察伤者。

如果伤者有意识，问清情况后做进一步处理。

（二）大声呼喊　请求援助

如果伤者已无意识，应迅速拨打 120 急救电话，请求救援。

拨打急救电话时要说清楚伤者所在地点、伤情、受伤人数等情况。

（三）保护伤者颈部　翻转向上

1. 如果伤者面部朝下，应轻捷而迅速地将伤者翻转为面部朝上。

2. 翻转时要注意保护伤者颈部，避免二次伤害。

基本要领：手掌包住颈部，手指固定头部，手臂贴紧身体，转动过程中保持头、颈、肩的整体一致。

（四）上提伤者下巴　打开呼吸道

1. 检查伤者口腔内有无明显异物，有则立即清除。

2. 一手轻压伤者额头，另一手上提其下巴打开伤者的呼吸道。

注意：对于颈部损伤者可以采取下颚上提法打开其呼吸道。

（五）认真细心　判断伤者有无自主呼吸

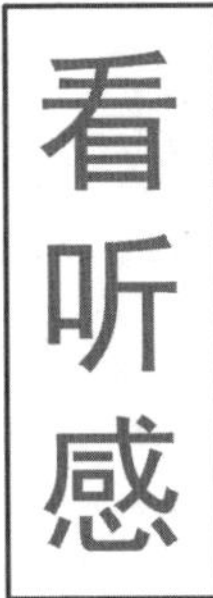

看伤者胸部有无起伏；

听伤者有无呼吸声；

感觉伤者有无呼吸气息。

如果伤者无呼吸则对伤者实行人工呼吸；如果有呼吸则进一步检查其脉搏。

（六）人工呼吸　吹2秒　放开3秒

对已无自主呼吸的伤者，应立即进行人工呼吸。

时间控制：做现场人工呼吸时，每一次的吹、放共需要5秒钟。其中，吹气2秒钟，放开伤者口鼻3秒钟，利用伤者胸腔收缩自主呼出气体。简单记作“吹2放3”。

动作要领：

1. 以拇指和食指轻捏伤者鼻翼；

2. 稍微深吸一口气，用嘴唇密接伤者的嘴巴防止空气泄漏；

3. 用2秒钟的时间吹气入肺，同时眼角的余光观察伤者胸部升起，表明气可以吹进；

4. 放开伤者口鼻使其自由呼气3秒钟。

连续做两次“吹2放3”人工呼吸后，对伤者做进一步检查。

（七）检查循环现象　判断生命体征

用食中二指轻按伤者颈部动脉，判断有无脉搏。无脉搏则施以胸外按压（方法见后面介绍），有脉搏再查其呼吸。

（八）如果伤者有脉搏　再查其呼吸

查10秒钟内伤者有无自主呼吸。

若无呼吸，则继续进行人工呼吸，同时密切关注伤者脉搏的变化，每分钟检查一次脉搏。

若伤者已恢复自主呼吸，则检查伤者身体，送往医院继续治疗。

（九）胸外按压　唤醒心跳

当有人突发心跳骤停时，必须立即采用胸外心脏按压法进行现场抢救，方法如下：

1. 施救者跪于伤者右手侧，伤者平躺在地板或硬板上

胸外按压的位置是在胸骨中下 1/ 3 交界处，成年男性其双侧乳头与胸骨正中线交界处，成年女性可从剑突上两横指确定。

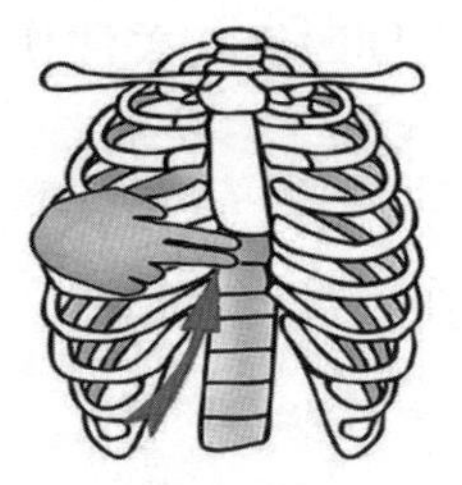

①右手二指沿肋弓下沿上滑至剑突；

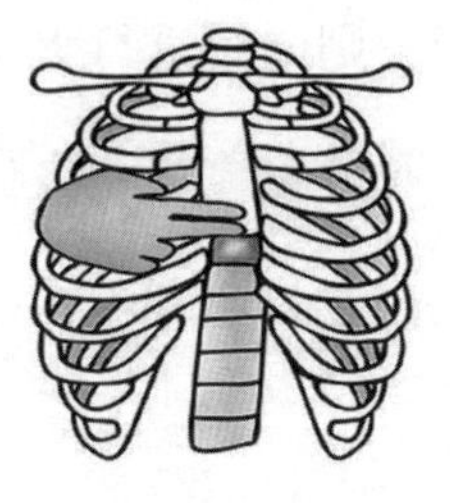

②再向上量两指；

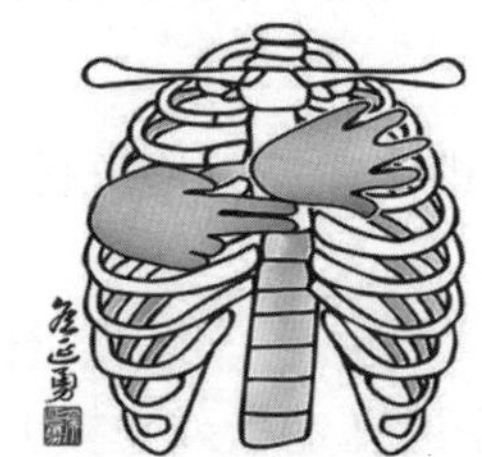

③左手掌根紧贴右手食指上沿；

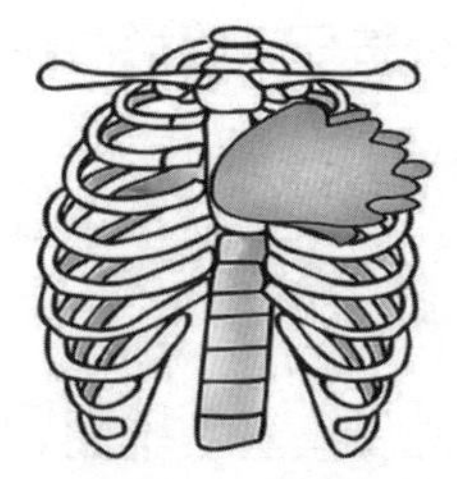

④右手掌叠于左手掌之上，手指绞握。

胸外按压部位和按压手法示意图

2. 进行胸部按压要点如下：

①救者的双肩要在伤者的正上方，双肘挺直；

②下压和放松时间各占一半；

③不可骤压骤放；

④速率大致为每分钟 100 下；

⑤下压力度是使伤者胸骨下陷 4～5 厘米；

⑥下压和放松过程中，手掌的掌根不能离开伤者的皮肤。

（十）呼吸按压　2 比 30

对于既无呼吸也无脉搏的伤者，应采取人工呼吸和胸外按压相结合的方法抢救，即吹 2 次气，接着按压 30 下。

1. 进行 2 次人工呼吸

要领：每次吹气 2 秒钟，放开伤者口鼻利用其复位胸压呼气 3 秒。

2. 继续做胸外按压 30 下

连续做 2 次人工呼吸，接着做 30 次胸外按压；再做 2 次人工呼吸，接着做 30 次胸外按压，循环进行。

如果是两人进行现场抢救，一人负责人工呼吸，一人负责胸外按压时，人工呼吸和胸外按压的次数比为 1 ∶ 15。

（十一）密切关注急救效果

每做 4 组 2 ∶ 30 人工呼吸和胸外按压后，都要检查伤者的呼吸和脉搏；

无脉搏者继续做胸外按压；

无呼吸者继续做人工呼吸。

（十二）坚持不懈　决不放弃

如果伤者仍无呼吸和脉搏，则继续做 2 ： 30 的人工呼吸和胸外按压，并且注意检查伤者的呼吸和脉搏。

直到伤者恢复自主呼吸和脉搏，或专业救援人员赶到，将伤者移交给专业救援人员。

最初做口对口吹气与胸外心脏按压 4~5 个循环后，检查一次生命体征，每次检查的时间不得超过 10 秒钟。

二、现场 CPR 的注意事项

（一）保持伤者气道通畅

1. 将伤者搬运到空气新鲜的场所，使之仰卧。

2. 解开病人的衣领、裹紧的内衣、腰带等，使咽喉部无压力，胸廓活动无阻力。

3. 清除病人口、鼻内的痰、鼻渍、假牙等各种异物，以免堵塞呼吸道。

4. 使病人头部尽可能后仰，抬起下颌，使呼吸通畅，如在平地上抢救，可在背部垫一小枕。

（二）确保人工呼吸的效果

1. 使病人呼吸道通畅、口张开，可在嘴上垫一层纱布。

2. 用拇指、食指捏闭病人鼻孔（捏紧鼻翼）。

3. 首先缓慢吹气两口，并检验开放气道的效果。

4. 人工呼吸开始，抢救者深吸气后，张口贴紧病人的嘴，并用力向口内吹气，直至病人胸廓上抬。

5. 一次吹气完毕后，立即抬起头部，同时放松使病人鼻孔出气。

6. 人工呼吸，儿童 18~24 次 / 分，幼儿 30 次 / 分，注意对儿童施行时，每次吹气量不要过大。

（三）胸外按压的动作要正确

为确保人工呼吸后将含有新鲜空气的血液流向全身，以维持重要脏器的功能，胸外心脏按压要动作准确。

1. 病人仰卧，抢救者跪姿于病人一侧，将一手掌根部放在胸廓正中胸骨下段，另一手掌重叠在上，向下按压（儿童用单手即可）。按压应平稳、有规律地进行，应垂直向下用力。

2. 每次按压后应立即放松，使胸部复位，心脏舒张。

3. 按压次数，成人 60~80 次 / 分，小儿 80~100 次 / 分。

案例一：15 分钟心肺复苏，成功抢救火场窒息女子

2022 年 6 月 27 日 15 时许，某地一住户发生火灾。大火从厨房烧起，大量浓烟迅速弥漫，1 人被困房中。消防员迅速破拆进入房间，发现 1 女子躺在沙发上已昏迷。

“快打 120！”一名消防员高声呼喊，同时，第一时间将被困者抬出火场，转移至安全区域。

由于起火时门窗紧闭，有毒烟气浓度很高，女子因吸入过量有毒浓烟，已脸色苍白、口吐白沫、心跳停止，没有了呼吸迹象，情况十分危急。

一名消防员立即撑开女子嘴巴，用手指抠出异物，随即开展心肺复苏急救。

15 分钟后，女子已恢复了微弱的呼吸。

随后医护人员到达现场，立即展开进一步抢治。

之后，该女子已无生命危险，生命体征平稳。

案例二：某店老板一家三口一氧化碳中毒晕倒，医生夫妻路遇援手急救，心肺复苏近 30 分钟救回三条人命

2022 年 10 月 1 日上午 10 点左右，某地一家煮品店门口有 1 男 2 女晕倒在地上，正巧一对医生夫妇经过这里。

医生夫妇立即对三人进行检查，发现 3 人处于没有意识、没有呼吸状态，初步判断，3 人可能是一氧化碳中毒，情况非常危急，必须马上进行心肺复苏。

两人第一时间拨打了 120 急救电话，然后开始对伤者进行心脏胸外按压和人工呼吸抢救。

经过 30 分钟、无数轮的心肺复苏急救，3 人先后恢复

了心跳、呼吸和意识。

随后，120 赶到了现场，将 3 名患者接到医院做进一步救治，后来 3 人全部康复出院。

案例三：79 岁老人突发心跳骤停晕倒，十余名医护接力进行心肺复苏现场急救

2023 年 11 月 10 日 7:50 分左右，某市 79 岁的杨阿姨来到医院接受高压氧治疗，在刚出电梯的走廊上突然晕倒、心跳骤停。

当时正值上班高峰，十几位医生、护士、进修生、研究生加入这场突如其来的现场急救。不到 4 分钟，老人开始出现大动脉搏动和自主呼吸，心肺复苏成功。

随后老人被送入急诊科做进一步诊治。

三、使用现场急救装置——除颤器（AED）

除颤器是用来处理室颤症状，促使患者恢复心脏跳动的。

在地铁站等公共场所都放有自助急救箱，自动体外除颤器（Automated External Defibrillator，简称 AED）就存放其中，供旅客在紧急情况下对心脏骤停人员进行现场急救使用。

自动体外除颤器

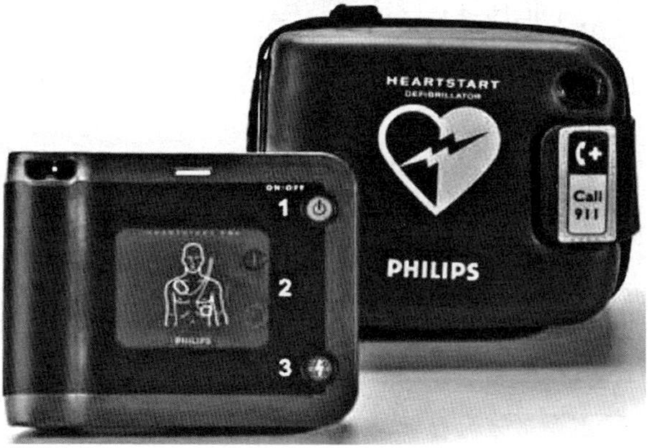

（一）症状识别

1. 评估现场

当患者突然倒地时，立即让患者平躺在平地或硬板上，并确认现场及周边环境安全，避免二次伤害的发生。

2. 判断意识

拍打患者双肩并呼喊（例如，先生先生您怎么了），判断其有无意识。

3. 判断生命特征

看患者胸部有无起伏，触摸颈动脉看有无搏动。

上述操作需要在 10 秒内完成。

（二）同时拨打 120 急救电话

当患者无明显呼吸，看胸部无起伏，摸颈动脉无搏动时，应立即对患者进行心肺复苏术。

同时指定一名现场人员拨打 120 急救电话，并快速取得自动体外除颤器（AED）。

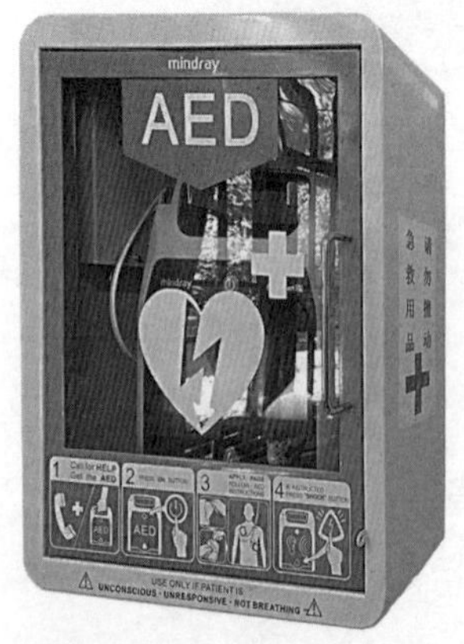

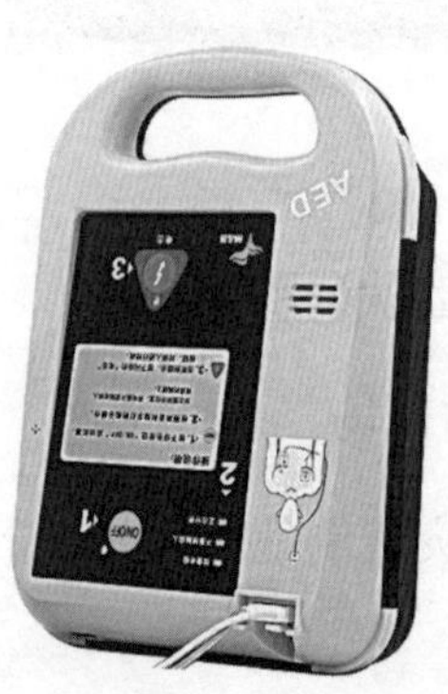

自动体外除颤器存放在地铁站等公共场所的自助急救箱中

（三）AED 的使用方法（急救四步法）

1. 接通电源

当取得 AED 后，将 AED 放置在患者身边，打开 AED 的盖子，将电极板插头插入 AED 主机插孔，并开启电源。

注意：在准备 AED 的同时，对患者施行心肺复苏术要持续，不能停止。

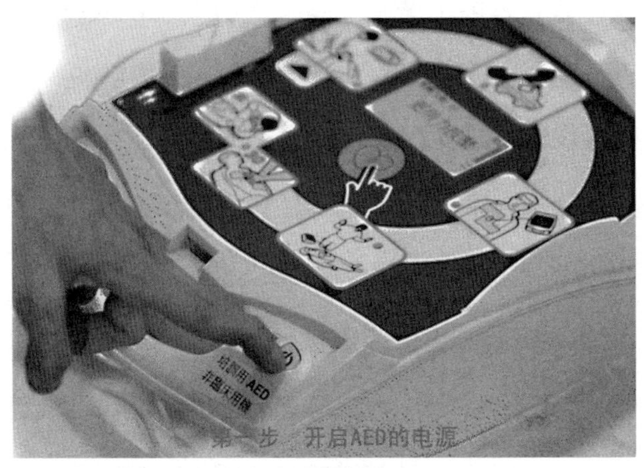

第一步　开启AED的电源

2. 安放电极片

解开患者衣物，并保证患者胸部干燥无遮挡，贴电极片，使电极片充分接触皮肤即可，将两块电极片分别贴在患者左侧乳头外侧和右侧胸部上方。

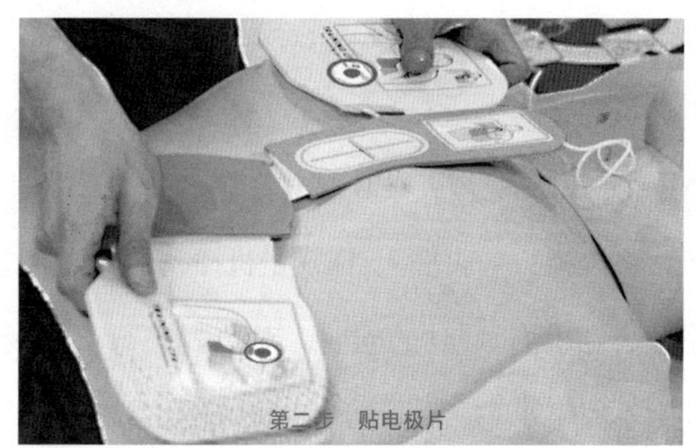

第二步　贴电极片

确保伤者胸部干燥。如患者为溺水者，应擦干胸部，再贴电极片。

确保伤者胸部皮肤无遮挡。若伤者胸前毛发较多，需使用除颤器中携带的剃刀剃除毛发（紧急情况可忽略此操作）；女性患者应脱去内衣，再使用除颤器。

3. 自动分析心律，除颤

按照语音提示操作 AED，等待 AED 分析患者的心律。

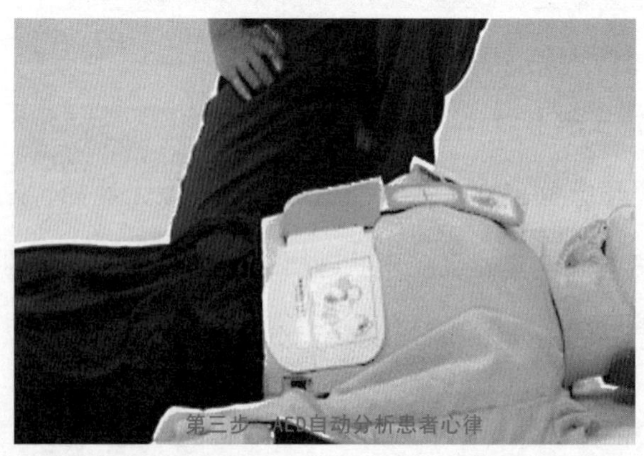

第三步　AED自动分析患者心律

注意事项：

在 AED 自动分析心律过程中，不要接触患者，避免影响分析结果；

分析完毕后，AED 将会发出是否进行除颤的语音提示，此时要提醒并确认所有人均没有接触患者以后，按下“放电”键，进行除颤。

4．心肺复苏

除颤完成后，如果患者还没有恢复呼吸及心跳，应继续对其进行 2 分钟心肺复苏操作，并再次使用 AED 除颤。心肺复苏术加 AED 重复操作，直到医护人员赶到。（具体 AED 使用方法，请根据 AED 型号，按提示操作）

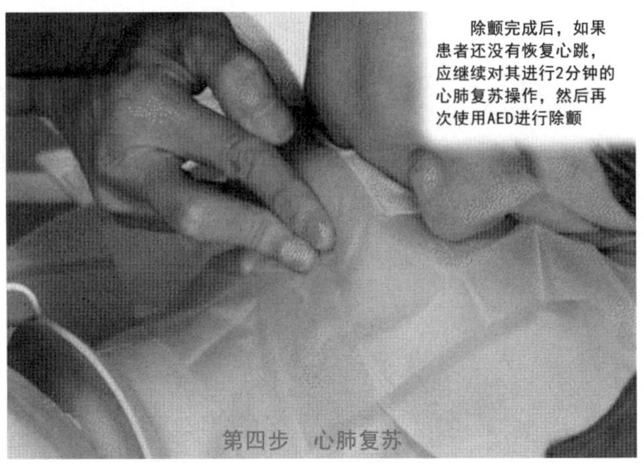

第四步　心肺复苏

特别提示：

1. 8 岁以上患者选用成人电极片；8 岁以下儿童优先使用小儿电极片，若没有小儿电极片，应选择除颤器上的“小儿模式”。

2 . 若患者装有心脏起搏器，电极片应距起搏器至少 2.5 厘米。

3 . AED 不是用来做人工呼吸的。它是通过放电，重启心脏跳动功能的。

案例一：某市地铁 AED 首次救人成功

2021 年 11 月 13 日 17 点 50 分，一名乘客搭乘某市地铁 6 号线时，突然倒地不省人事，心脏骤停。

危急时刻，两名路过的女大学生施以援手，第一时间对其进行心肺复苏并使用 AED 进行了两次除颤，最终使该乘客心脏复跳转危为安。

案例二：大学校园添置了 AED，成功挽救回一条生命

2021 年 11 月 21 日 20:55 左右，某大学校区门诊部医生接到校园内保安呼叫，说有人在球场晕倒，需要急救。

医生让保安拨打120急救电话，同时立即携带AED骑车赶去。

门诊部医生几乎与120急救车同时赶到现场，通过心肺复苏并使用AED，最终联手抢救成功。

案例三：学生跑操时心脏骤停倒地，抢救及时生命被救回

某市中学一名15岁中学生，在学校跑操时突然倒地，心脏骤停。

事发第一时间，校医和老师就赶到了现场，老师拨打了120急救电话，校医经过初步检查发现学生心跳、呼吸都骤停，于是开始对他进行心肺复苏。

120急救人员赶到现场后接手，为学生进行胸外按压以及启用AED设备除颤。经过两次除颤后，学生的心电图转为窦性，随后被立即送往医院。

经过进一步救治，这名学生的各项指标也恢复正常。

四、再次强调掌握现场心肺复苏术和学会使用 AED 的重要性

现场急救的意义在于：与时间赛跑，挽救生命。

如果现场没有人懂得心肺复苏术，也没有配备 AED，那么，在发生意外心脏骤停的情况下，在场的人们只能拨打 120 急救电话，然后等待急救人员到场救治。

一问：一般来说，120 急救人员到达现场需要多长时间？正常 20～30 分钟。

再问：心脏骤停最佳的抢救时间是多少？4 分钟内。

假如突发心脏骤停的患者，在“黄金 4 分钟”内得不到有效救治，往往就很难避免悲剧的发生。

所以，全民普及急救知识，重要场所配备 AED 非常重要。

案例一：17 岁学生操场晕倒身亡，家人质疑抢救不及时

某市第一高级中学一名 17 岁学生在课间跑操时突然晕倒，120 急救人员到达现场后进行心肺复苏，持续了两个多小时，但心电图依然是一条直线。

家人向学校提出了质疑，怀疑他们没有及时进行抢救。

案例二：初二学生晨跑倒地，众人疏忽导致遗憾离世

某省一名初二学生在晨跑时倒地，但该名学生倒地后并未引起老师和同学的注意，直到老师发现情况不对，招呼同学将其送到了医务室，并拨打了 120 急救电话。

遗憾的是，在救护车赶到时，该学生的心跳早已经停止。

医院对其的初步诊断为心源性猝死。

第五章　现场急救中常用的止血法

一、一般小的伤口出血情况

一般小的伤口只是毛细血管出血，可以捏住伤口止血，然后贴一块创可贴即可。

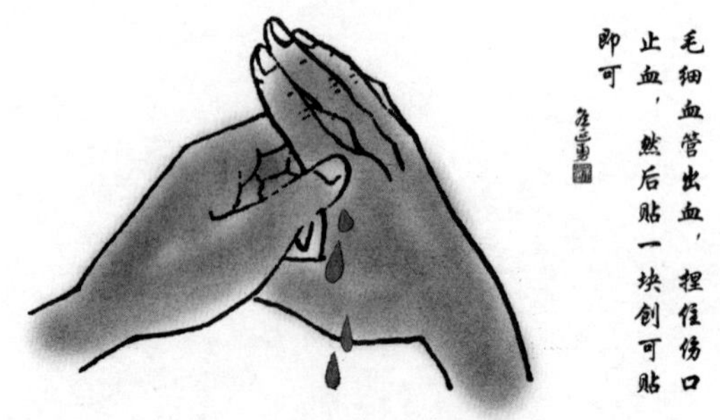

二、区分动脉和静脉出血

当出血较多时，要区分动脉和静脉出血，以便在医生到来之前可视不同情况止血。

（一）静脉血的特征

如果流出来的血是暗红色，并且流得比较慢，这是静脉出血。

可用消毒纱布或干净的毛巾等柔软布料大力按在出血部位，加压包扎即可达到止血目的。

（二）动脉血的特征

如果流出来的血是鲜红色的，且流得很急，甚至向外喷，则是动脉出血。这时除了迅速用消毒纱布或干净毛巾大力按住出血部位，还要尽快找出受伤流血部位近心端的动脉，然后用手强力按住此血管止血。

三、伤口在头面部出血

如果伤在头面部，且血流迅猛，仅靠压覆伤口无法有效止血时，可采用指压颈动脉止血法。

颈动脉在颈部，位于气管的两侧，负责为整个头部包括大脑、头皮和头部的重要器官供应血液。

四、伤口在四肢部位出血

如遇四肢受伤的情况，尽量抬高伤员出血的部位。

1.前臂出血，以另一只手靠肘弯压紧上臂内侧，通过压迫肱骨动脉止血。

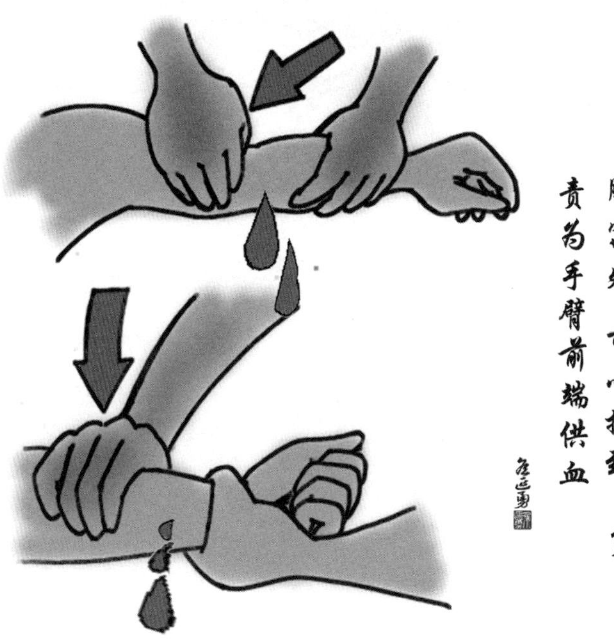

2. 大腿出血，压迫大腿弯跳动的股动脉止血。

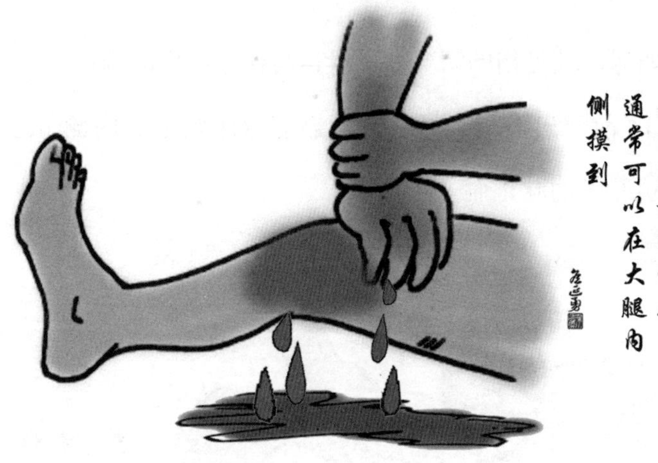

五、止血带止血法

止血带是一种特别的橡胶管，在现场也可以使用橡皮条，自行车内胎等替代。

使用时要把止血带放在肢体的适当部位。如上肢要放在上臂中上 1 / 3 处；下肢放在大腿的中下 1 / 3 处。

先在上止血带的部位垫上一层软布，如毛巾、口罩等以保护皮肤。

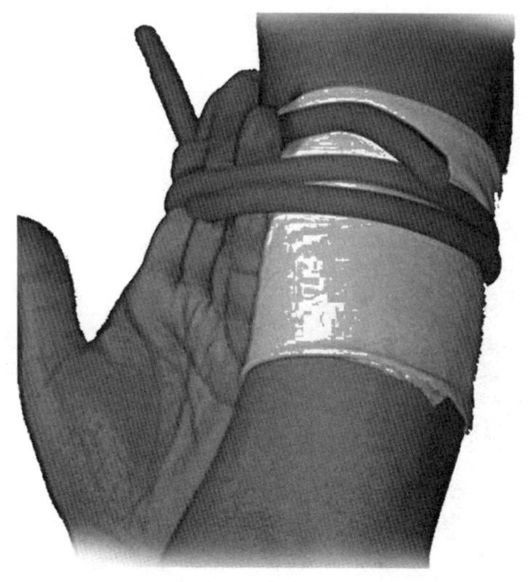

止血带绑扎手法

（一）止血带的绑扎手法

救助者左手拇指和食指持止血带的头端，右手将橡胶管拉紧绕肢体一圈后压住止血带的头端，再绕肢体一圈后将右手持的尾端放入左手食指和中指之间，由食指和中指夹持止血带的尾端从两圈止血带底下拉出一半，使之成为一个活结。

如果需要松止血带时，只需要将止血带的尾端拉出即可。

（二）止血带止血原理

把止血带放置于出血部位的来血方，将伤口扎紧，把血管压瘪即可止血。

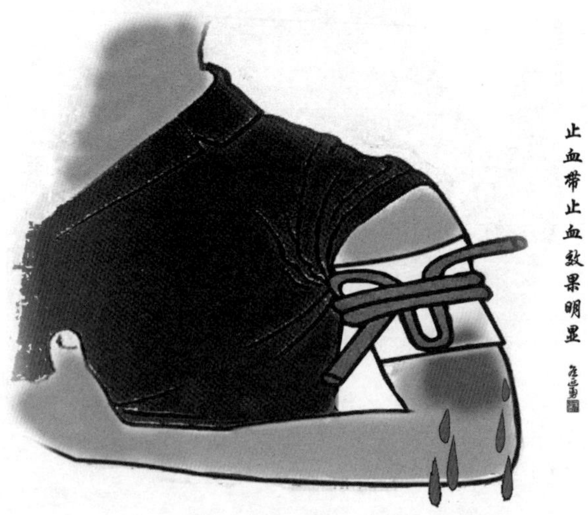

（三）使用止血带止血的注意事项

1. 止血带不应缚在小臂，因为小臂有两根骨，动脉从两骨中间通过，在这个位置使用止血带不能有效压紧挨及血管。

2. 采用止血带止血时，应每隔 1 小时（上肢）至 2 小时（下肢）慢慢松解一次，每次松解 1 至 2 分钟以防相关部位坏死。

六、布性止血法

布性止血带是用绷带或布条制成的止血带。现场急救时可用毛巾、衣物撕成布条代替绷带。

在出血部位的来血方，采用绑扎加压的方式也可以把血管压瘪止血。

将布带缠绕肢体一圈后打结，圈内插入一根小木棍绞紧，边绞边看出血情况。

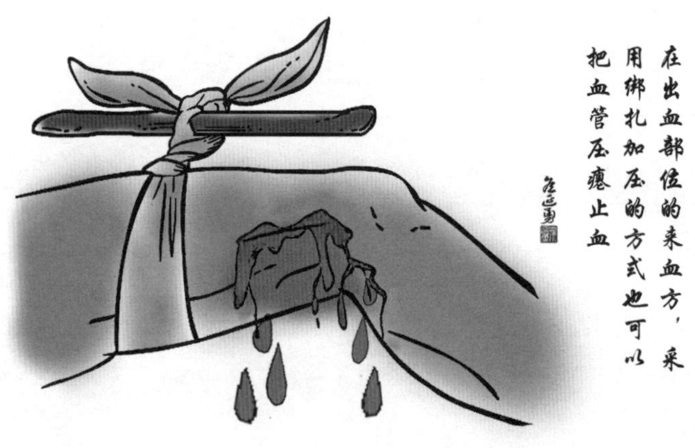

动脉出血刚刚止住时即为松紧适度，然后将小木棍用布条固定。

第六章　烧烫伤现场处置的一般常识

常见的烧烫伤有火焰烧伤、热液烫伤、化学烧伤、电烧伤。提醒：烧烫伤严重时可能危及伤者生命。

烧烫伤分为三级：一级烧烫伤会造成皮肤发红有刺痛感；二级烧烫伤发生后会看到明显的水泡；三级烧烫伤则会导致皮肤破溃变黑。

一、常见烧烫伤的现场处置原则

一般烧烫伤的现场急救可遵循五字要诀，即“冲、脱、泡、包、送”。

冲
脱
泡
包
送

1. 冲：用清水冲洗烧烫伤创面；

2. 脱：边冲边用轻柔的动作除去烧烫伤部位的外衣，如果衣服粘住皮肉，不能强扯，可以用剪刀剪开；

3. 泡：用清洁的冷水浸泡创面；

4. 包：用干净柔软的布单、衣物包扎伤处；

5. 送：尽快送到具有救治烧烫伤经验的医院治疗。

二、一般烧烫伤的现场处置步骤

烧烫伤后的 120 秒是应对急救的黄金时间，但记住：不要直接用冰块冷敷创面。

发生烧烫伤，迅速有效的现场急救不仅能极大地缓解患者的疼痛，还能最大限度地减轻伤害，为医生的后续治疗提供有利帮助。

1. 迅速离开热源环境；

2. 采取清水冲洗的办法为灼伤的皮肤降温；

3. 防止休克、感染；

4. 保护创面，尽量不要弄破水泡；

5. 尽快送医治疗。

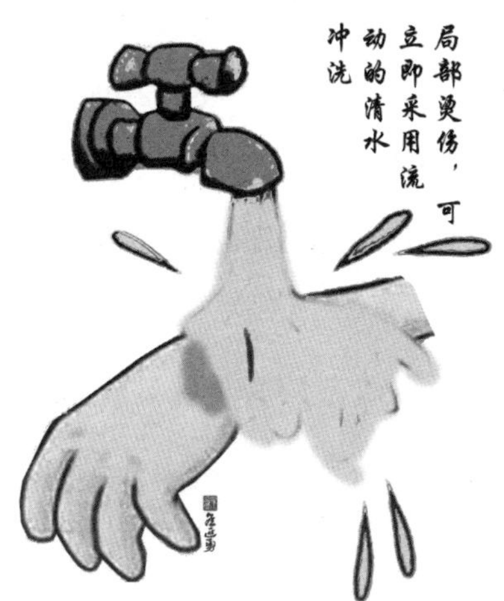

三、一般烧烫伤现场处置的注意事项

1 . 轻度烧烫伤，尤其是一般生活中不小心引起的肢体烧烫伤，烧烫处皮肤尚完整，应立即将被烧烫部位放置在流动的水下冲洗或是用凉毛巾冷敷，局部降温 20~30 分钟，这样会带走局部组织热量减轻痛感，减轻热力的损伤。

2. 伤处肿胀时，去掉手表、手镯、戒指等。穿着衣服的部位严重烧烫伤时，不要先脱衣服，应立即往衣服上浇冷水，待局部温度下降后，再轻轻脱去衣服或用剪刀剪开。

3. 不要弄破水泡，也不要随便将抗生素药膏或油脂涂抹在伤口处，更不宜向患处倒酱油等液体。不要用牙膏、红汞、紫药水等作为疗伤“药物”，避免影响医生对烧烫伤深度的观察和判断，避免创面感染。

4. 普通烧烫伤一般不用做特殊处理，只需保持创面及周围清洁即可；较大面积烧烫伤则用清水冲洗后，用干净纱布或布单覆盖保护创面，注意不要太紧，立即送医院急救。

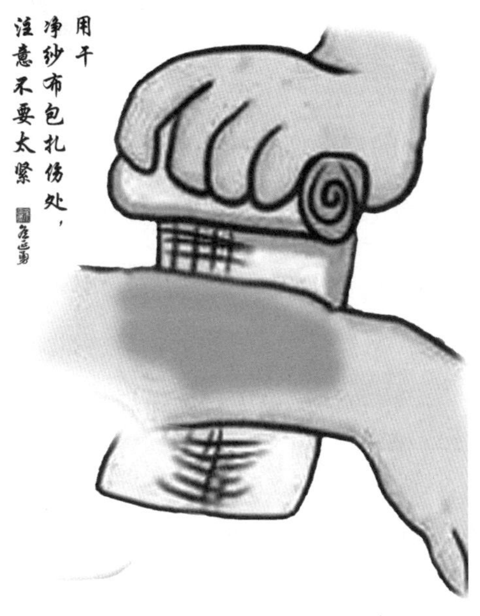

四、这些关于烧烫伤认识上的常见误区要注意

误区一：不痛就是不严重，不用处理。

正解：轻微的烧烫伤会感觉到很疼痛，因为只烧烫到了表皮，疼痛感是最明显的。如果伤到了皮肤深层组织，反倒不会觉得很痛。

误区二：烧烫伤后的水泡挑破才好得快。

正解：并不是所有的烧烫伤水泡都能挑。

如果水泡较小且无疼痛感，就不需要挑破，这样还可以防止伤口感染。

如果水泡比较大，疼痛剧烈，那就需要用无菌的针挑破，挤出水泡中的水。

误区三：用酱油、牙膏等偏方或抗生素涂抹伤口，能止痛。

正解：烧烫伤之后涂抹酱油、牙膏、香油、香灰等，这些物品起不到任何的治疗作用，反而会增加感染的风险。

也不要自行使用抗生素、消毒剂等。尤其不要涂抹有

颜色的药物，像红药水、紫药水等，不仅没用，还会妨碍医生对烧烫伤深度的判断。

误区四：过度用冰块降温。

正解：有些重度烧烫伤破坏深层神经，造成局部麻木，过度使用冰块降温，由于没有知觉反应示警，反而可能冻伤，所以最好是用流动的冷水。

误区五：孩子发烧，只是身体保护性反应。

正解：如果孩子发烧，受伤面伴有脓性分泌物，说明创面已经感染，应立即前往医院进行处理。

五、吸入性损伤如何进行现场急救

（一）什么叫吸入性损伤

吸入性损伤是指人体因吸入热空气、蒸气、烟雾、有害气体、挥发性化学物质等，对呼吸道和肺实质造成的损伤，因吸入毒性气体和物质而引起的全身性化学中毒也属于吸入性损伤。

（二）吸入性损伤主要可以归纳为三个方面

一是热损伤。吸入的干热或湿热空气直接造成呼吸道黏膜、肺实质的损伤。

二是窒息。燃烧过程中，尤其是密闭环境中，大量的氧气被急剧消耗，产生高浓度的二氧化碳等，导致伤员窒息。另外，含碳物质不完全燃烧，产生一氧化碳；含氮物质不完全燃烧产生氰化氢，两者均为强力窒息剂，吸入人体后可引起氧代谢障碍，导致窒息。

三是化学损伤。火灾烟雾中含有大量的粉尘颗粒和有害化学物质，通过局部刺激或吸收引起呼吸道黏膜的直接损伤和广泛的全身性中毒反应。

因缺氧或吸入窒息剂是火灾中常见的死亡原因。

（三）现场应急处置方法

1. 迅速使伤员脱离火灾现场，置于通风良好的地方。

2. 清除伤者口鼻分泌物和炭粒，保持呼吸道通畅，有条件者给予导管吸氧。

3. 判断是否有窒息剂如一氧化碳、氰化氢中毒的可能性，及时送医疗中心进一步处理。

4. 途中要严密观察，防止因窒息而死亡。

六、烧烫伤伴合并伤时，如何进行现场急救

火灾造成烧烫伤的同时，往往还伴有其他损伤，如爆炸，可伴有爆震伤；房屋倒塌、车祸情况可伴有挤压伤；另外，还常有颅脑损伤、骨折、内脏损伤、大出血等。

处置合并伤，是现场急救的重要内容：

1. 活动性出血，给予压迫或包扎止血。

2. 开放性损伤，采用灭菌包扎或保护。

3. 合并骨折伤，对骨折部位给予妥善固定。

4. 合并颅脑、脊柱损伤，在搬动时应注意相关要领。

5. 迅速送医或移交给 120 急救人员。

七、火焰烧伤的现场紧急处置

1 . 迅速脱离危险区域，扑灭身上的火焰。

2 . 立即对烧伤的局部用冷水浸泡或冲洗。

3 . 送往医院之前一般不要在创面上涂任何药物。可用清洁的敷料或干净的被单、衣物等包裹，以减轻创面的再损伤和污染。

八、热液烫伤的现场紧急处置

1. 热液烫伤后，最有效的急救就是用大量的流水持续冲洗降温，持续大约 20 分钟，使患处温度与周边正常皮肤温度一致。

2. 在冲洗的过程中应该注意流水冲力不应过大，要尽量保持烫伤后水泡的完整性。

3. 如有衣物，应于降温后予以剪除，但不能强行剥离，以免撕破水泡。

4. 经过上述简单处理后，可以一边使用冰袋冷敷创面止痛，一边送医院救治。

5. 较小面积的烫伤，如果水泡没有破裂或还没有形成水泡，可用 75% 酒精或高度白酒湿敷。

九、化学品烧伤的现场紧急处置

1．酸、碱或其他化学物质烧伤，均应立即除去被浸渍的衣物。

2．迅速用大量流动的清水反复冲洗 0.5～1 小时。

3．头面部化学烧伤时，应特别注意眼睛的烧伤，优先用清水彻底冲洗眼睛，严禁用手或手帕揉擦，以免加重眼球的损伤。

4．石灰烧伤需先掸去皮肤上残存的石灰颗粒后才可用水冲洗。

5．磷的烧伤，扑灭火焰和用水冲洗后用湿布包裹，隔绝空气，防止继续燃烧。

6．在接受治疗时应告知医生伤者所接触化学物质的具体成分和特性。

十、电烧伤和电弧烧伤现场紧急处置

（一）电烧伤（触电）救援方法

1. 迅速将伤者转移至安全地点。

2. 立即进行急救，维持病人的呼吸和循环。

检查伤者的神志、呼吸、心跳。如果伤者呼吸、心跳停止，立即拨打 120 急救电话向急救中心求助，并立即施行心肺复苏术，进行人工呼吸和胸外心脏按压。

3. 不要放弃，直到医生护士到来为止。

4. 局部烧伤应马上降温，然后就地取材进行创面的简易包扎，再拨打 120 急救电话或送医院进一步救治。

电弧烧伤的急救处理基本与火焰烧伤相同。

（二）抢救电烧伤（触电）者的注意事项

1. 必须第一时间切断电源或使伤者脱离带电体，既可以解除进一步伤害，又确保了施救人员的安全。

2. 千万不要赤手拉拽触电人员。

十一、滚油烫伤的现场紧急处置

1. 小面积烫伤可以用冷水冲洗 15~20 分钟。尽量不要用擦的方式，避免烫伤处皮肤破损。

2. 用干净毛巾蘸冷水湿敷烫伤处。

3. 如果烫伤处已经起了水泡或者破裂应立即到医院就诊。

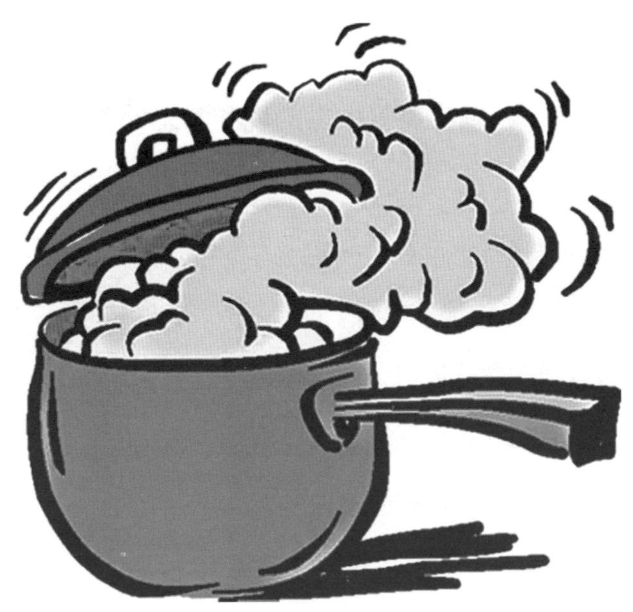

第七章　几种常见意外情况的现场处置

一、发生煤气中毒的现场紧急处置

煤气中毒时中毒者最初感觉为头痛、头昏、恶心、呕吐、软弱无力，当他意识到中毒时，常挣扎下床开门、开窗，但一般仅有少数人能打开门窗，大部分中毒者迅速发生抽搐、昏迷，两颊、前胸皮肤及口唇呈樱桃红色，如救治不及时，可很快呼吸抑制而死亡。

（一）采取措施

1. 排除致害源

立即打开门窗，移病人于通风良好、空气新鲜的地方。查找煤气漏泄的原因，排除隐患。

2. 脱离致害环境

神志不清的中毒病人必须尽快抬出中毒环境，在最短的时间内检查病人呼吸、脉搏、血压情况，根据这些情况进行紧急处理。

3. 现场急救的同时拨打 120 急救电话。

对情况严重者，应立即进行现场急救。

温馨提示：

1. 在家中使用燃气热水器时，一定要打开浴室的换气装置。特别是当一个人在家洗浴时，一定记住不要反锁浴室的门。因为一旦发生缺氧或煤气中毒，反锁的浴室门会给自救带来很大困难。

2. 当浴室内水蒸气浓度过大时，也会造成缺氧。如果洗浴时感觉头晕、恶心等，要立即关闭热水器，离开浴室并开窗通风。

一个常识：当氧气不足时，燃烧火焰会发黄变弱，这时就会因不能充分燃烧而产生大量的一氧化碳，如果不及时处置，就可能造成中毒。

常说的煤气中毒就是指的一氧化碳中毒。所以，在室内烧炉取暖时，一定要注意保持空气流通。

案例一：

2022 年 1 月 15 日，某地派出所接到关于一家三口因煤气中毒的求助报警。

民警和 120 急救医护人员迅速到达现场。此时，报警求助人胡女士已经先到一步，她说先前是接到自己姐姐的电话，只说了一句“可能是煤气中毒了”，电话就断了，于是连忙报警求助并赶到姐姐家来。

大家刚进入室内，一股刺鼻的气味扑面而来。现场只见男主人倒在客厅沙发上，一名小男孩晕睡在旁边，随后又看到女主人晕倒在卫生间，民警迅速确认屋内煤气阀全部关闭，无煤气漏泄，同时打开窗户进行通风换气。

医护人员现场检查，发现晕倒的 3 人已经出现意识模糊、痉挛等症状。

于是，大家以最快速度将一家三口抬下楼、脱离致害环境，医护人员当场进行了紧急处理，随后送上救护车赶往医院。

经调查，出事的房子长期无人居住。事发当天，这一家三口刚从外地回来。因为天气寒冷，回到家中并未及时开窗通风，在洗澡时煤气发生泄露，导致一家三口全部中毒。

案例二：

2023年1月17日，某地一便民警务站接到求助报警称，一人在家中烧煤炭取暖时发生煤气中毒，请求帮助。

接警后，民警立即赶赴现场，此时煤气中毒者已经深度昏迷，家属焦急万分。

民警立即拨打120急救电话，同时与患者家属共同将中毒昏迷者转运至700米外的路旁与医院120救护车会合。

经过抢救，该中毒患者脱离生命危险。

案例三：

某地两位新人于2022年2月22日举行婚礼，二人在婚房休息时，因天气寒冷在婚房内放置炭火取暖，二人不幸因一氧化碳中毒死亡。

（二）煤气中毒现场处置和治疗上的认识误区

误区一：冻一下就会醒

正解：寒冷刺激不仅会加重缺氧，更能导致末梢循环障碍，引起休克和死亡。因此，发现煤气中毒后把病人移到空气新鲜的地方，一定要注意保暖，同时拨打 120 急救电话救援。

真实案例：有一对 70 多岁的老人同时一氧化碳中毒，村里的人发现后将两人抬到屋外，未加任何保暖措施。

抬出时两人都还有呼吸，待救护车来到时老奶奶已经气断身亡，老爷爷因严重缺氧导致心、脑、肾多脏器损伤，也没来得及进行高压氧救治就不幸身亡。

误区二：没有“煤气味”就不会中毒

正解：有些人认为屋里没有“煤气味”就不会发生煤气中毒，这是完全错误的。

1. 有些劣质煤炭在燃烧时会有一股“煤气味”，会引起头疼、头晕、恶心、呕吐。

2. 煤气中所含的一氧化碳是无色、无味的，是碳不完全燃烧生成的。

还有人认为，在炉边放盆清水可以吸收煤气，防止煤气中毒。其实这也是错误的，是没有任何作用的。因为，一氧化碳是很难溶于水的。

误区三：人醒了就没事了

正解：一氧化碳中毒后，在 2～45 天容易出现假愈期，根本不会完全恢复。煤气中毒患者必须经 1 到 3 个疗程的高压氧系统救治，迟发性脑病的发病率才会降低，所以中毒以后治疗时间听从医生的意见。

真实案例：有一位煤气中毒患者，曾出现昏迷、大小便失禁等症状。经医院药物配合高压氧积极抢救，一天后患者醒来。

家属听朋友说醒了就没事了，强烈要求不再继续高压氧治疗并出院。医生再三挽留都无济于事。两周后，这位患者出现了痴呆等脑功能意识障碍迟发性脑病。

误区四：煤气中毒后做高压氧就万无一失了

正解：那种认为煤气中毒后，只要高压氧治疗就万事大吉的想法是极其错误的，药物和高压氧治疗同样重要。

煤气中毒后，高压氧治疗只是重要措施之一，很多时候还需要综合治疗效果才好。

即在高压氧治疗的同时，早期的脱水、利尿和镁离子的使用非常重要。随后的营养支持、睡眠调整，以及肺和心脏的保护等必不可少。

误区五：没有昏迷的病人不会出现迟发性脑病

正解：煤气中毒的患者无论是否有昏迷，都应遵医嘱进行综合治疗。

随着临床经验的积累发现：有些患者可能由于个体差异的原因，其对煤气特别敏感；也有的中毒患者可能是年纪较大的原因，或中毒患者在重度环境待得时间比较长，或是反复接触煤气等原因，没有昏迷的中毒患者也会出现迟发性脑病。

二、发生高处跌落的现场紧急处置

火灾中，由于现场环境混乱、能见度低，且人员因缺氧和吸入有害气体造成神志不清，常会发生高处跌落等意外伤害。

（一）高处跌落事故有三方面的原因

1. 粗心大意，安全防护用品使用不当等；
2. 环境杂乱、湿滑等；
3. 相关设施本身不够牢固、照明欠缺等。

（二）现场处置高处跌落伤者要沉着冷静

高处跌落常会伴生四肢骨折等情况：

1. 不要急于移动伤者，更不要大力摇晃。
2. 观察伤员神志是否清醒，并迅速呼叫 120 救护车。
3. 如果伤者是头部先着地，极有可能形成脑震荡。此时要让伤者躺在木板上，在颈、背部垫上毛巾或软垫，急送医院抢救。

脑震荡患者可能会发生呕吐，注意及时观察和清理，避免因伤者将呕吐物吸入呼吸道造成窒息。

4. 如果是腰部或背部先着地，可能造成脊椎骨折，要按照相应的处置方法进行妥善固定，再用硬担架正确地搬运到医院救治。

有时从高处跌落后，即使没有明显的外伤或相应症状，也要到医院作 X 射线透视和检查。

三、发生骨折的现场紧急处置

（一）骨折

骨折是指骨的完整性受到破坏或连续性中断。当骨骼承受的力量超过自身能承受的最大强度时，就会发生骨折。另外，严重的多发性骨折还可导致休克，危及生命。

肱骨干骨折的几种情况

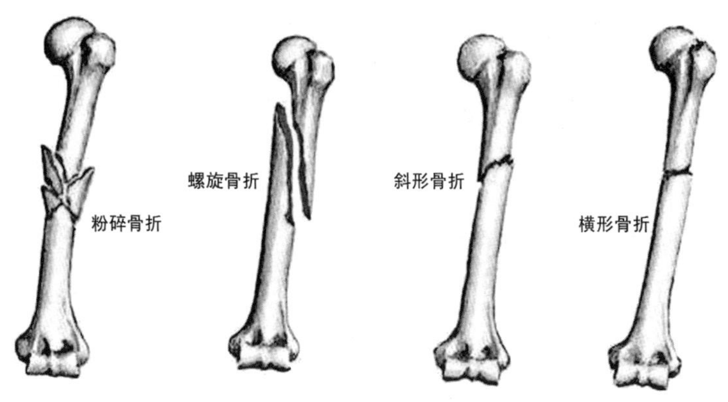

（二）症状

骨折的主要症状：疼痛、肢体变形。

一般骨折的部位会出现不自然的变形或骨头突出，手脚不能动弹。

临床常表现为外伤后，局部出现疼痛、肿胀、活动障碍等症状。

骨的畸形、反常活动、骨擦音（感）是骨折的专有体征。

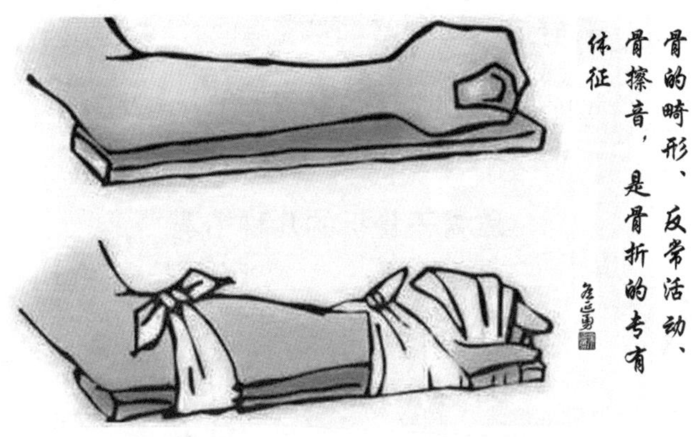

（三）常见骨折的几种情况

手指骨折

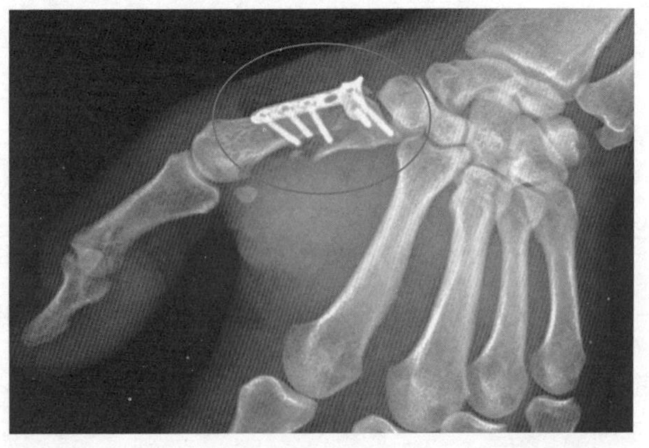

手臂骨折

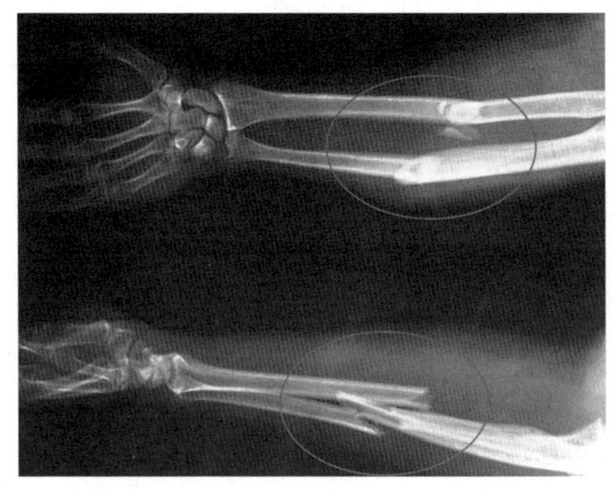

腿骨骨折

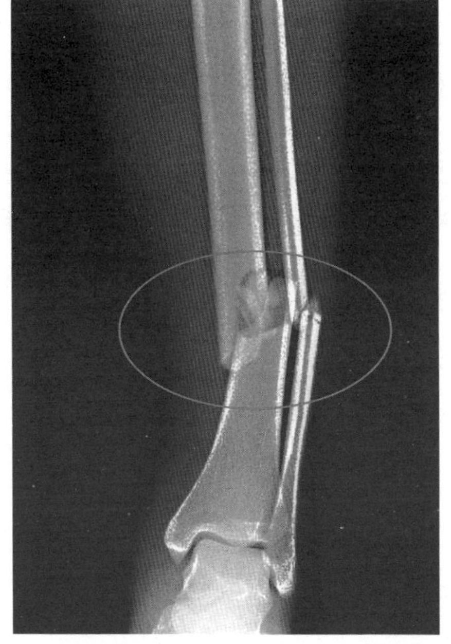

（四）发生骨折的处置方法

1. 不要急于搬动伤者。

2. 开放性骨折或发生出血时，应马上进行止血、消毒和包扎，避免病菌侵入骨髓引起骨髓炎。

3. 用相当于骨折部位上下两个关节长度的夹板或树枝、木棍等物妥善固定骨折部位，防止错位，也可以利用厚纸板、杂志等。

4. 对于开放性骨折，固定物不要接触伤处，应该用棉花或布料等柔软物品垫在中间。

5. 颈、腰背脊柱和骨盆处骨折，要用硬板担架搬运。

6. 平稳、小心地将伤者送往医院。

有些人在受到撞击或跌落以后，由于能够行走而认为没有骨折，实际上已经出现骨裂或其他各种不同程度的症状，这种情况下应尽快到医院检查并接受治疗。

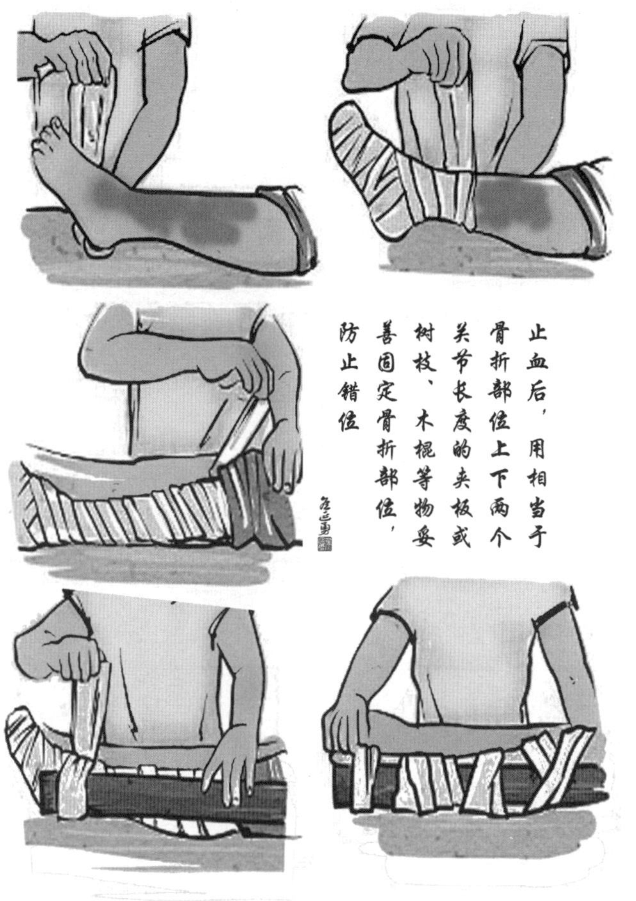

案例：七旬老太爬5米高杨梅树摔骨折，消医联动成功救援

2023年6月15日，一位72岁的老人在与老伴上山采摘野杨梅时，树干突然折断，从5米高的杨梅树上跌落受伤，

无法动弹，只好拨打 119 进行求救。

消防救援人员到场后发现，陡峭山崖边的杨梅树下，从 5 米高处跌落的老人脚踝严重肿胀，腰部疑似骨折，情况非常紧急。

由于老人伤势较重且山路环境曲折复杂，为避免在救援过程中造成二次伤害，现场消防救援人员立即联系驻站医疗救护人员前来协助救援。

医护人员赶到现场后，立即对老人进行了初步的治疗，并利用夹板护具对老人的腰部进行稳妥固定，小心地将老人移动到救援担架上。

随后，消防救援人员利用安全绳、安全腰带等辅助设备确保安全，采用人抬、肩扛、接力等方式，成功将老人转移至山脚下安全区域，送医救治。

四、发生扭挫伤的现场处理

火场逃生中，最常见的扭挫伤发生在脚踝部和腰部等关节处。

一般的扭挫伤，应首先采用冷敷，以阻止毛细血管出血形成血肿、减轻痛感，24 小时后改用热敷增加循环，并辅以舒筋活血药物，情况严重者需到医院就诊。

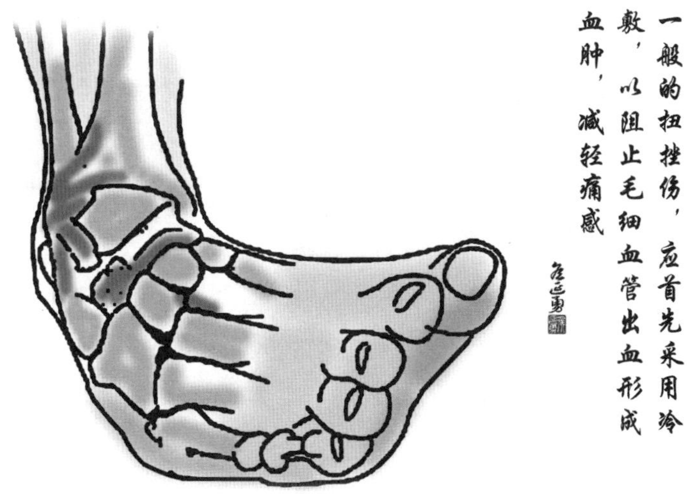

注意：需要排除骨折的情况，不要立即热敷、揉搓。

五、伤病员搬运法

在搬运患者之前要做好充分准备，包括选择相应器材和搬运人员。担架是理想的搬运工具，也可用门板、竹竿、绳子、毛毯、毛巾被等制成应急担架。

骨折病人，尤其是脊柱骨折病人必须用担架搬运。抬担架时，要让病人头朝后，以便能够随时观察病人的表情。如果是冬天，还要注意病人的保暖。

搬运脊柱损伤的病人，不能使用布类或竹绳制成的软担架。

如果病人颈椎损伤时，要在其头部两侧垫上衣物，不让头左右摇晃。

在没有担架的情况下，如果病人不是脊柱骨折，也可以视情况采取单人徒手（或用床单、毛毯）搬运或双人、多人徒手搬运的方法。

六、利物割、刺伤的现场紧急处置

在火灾事故或日常生活工作中，即使被细小的利物割、刺伤，也有可能引起化脓或发生破伤风。

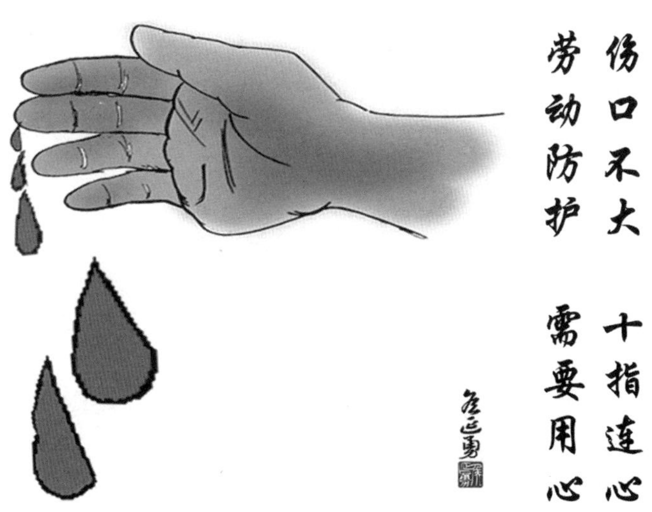

被利物割、刺伤后，可按如下办法处理：

1. 对受伤部位和伤口进行消毒，然后用烤过火的针或镊子将伤口中的利物全部拔出。

2. 如果伤口较深或在重要器官附近，则应到医院由医生检查医治，自己不要冒失地拔出利物，以免发生大出血而危及生命。

3. 在下水井、电缆沟等不良环境被刺时，发生破伤风的危险较大，应特别小心，最好注射破伤风血清。

在工作中防止被利物割、刺伤的最有效措施就是按要求穿戴劳动保护用品。

七、火灾中老年人现场急救的注意事项

在火灾事故中，老年人是最容易受到伤害。同时，老年人往往患有各种疾病，因此，在对老年人进行现场急救时，要特别注意。

（一）哮喘病忌“背”

专家提醒：老年人发病时，家属应保持镇静，让患者保持坐位或半卧位，解开领扣，松开裤带，清除口中分泌物，保持患者呼吸道通畅；若家中有气管扩张气雾剂应立即让患者吸入若干次；待病情稳定后，用担架或靠背椅，保持病人坐位姿势，将病人安全转送医院；如用自行车转运也应采取坐位，避免病人胸腹部受压。

（二）脑溢血忌“颠”

专家提醒：脑溢血病人发病后，应立即让病人平卧，避免震动，尽可能就近治疗，不宜长途搬运；如果必须搬运，也应尽量保持平稳，减少颠簸，保持头部的稳定，减少震动和摇晃；还应将病人的头歪向一边，便于呕吐物流

出，防止阻塞呼吸道引起窒息；有条件的还应立即敷上冰块，以减轻脑水肿。

（三）中风忌“慢”

专家提醒：堵塞的脑血管如果过了 6 小时后再去疏通，就已经太晚了。要提高中风治疗效果，就要在发病的第一时间，即发病 6 小时之内使患者得到治疗，千万不能“坐”失良机。

（四）心脏病忌“动”

专家提醒：家中如有患心脏病的老人，当其心绞痛发作且伴有大汗、心律不齐、气促时，晚辈们一要立即呼救 120；二要保持病人安静、平卧休息；三要助其含服消心痛或硝酸甘油；四要保持患者的呼吸道通畅。除了病人心脏、呼吸骤停家人要立即进行复苏抢救以外，其他症状的心脏病患者，不要轻易搬动。

第八章　呼吸道吸入异物造成窒息的现场紧急处置

一、误吞异物的急救处置原则

日常生活和灾难事故中，人有时会发生误吞异物进入气道的情况。如果抢救不及时，极有可能会危及生命。

（一）立即施救

时间就是生命，要立即施救，并视情况向 120 急救中心打电话求助。

（二）牢记要领

海姆立克急救法是由无数事实证明了的、最有效的现场紧急抢救误吞异物堵塞呼吸道情况的方法。

（三）送医治疗

情况严重或同时伴生其他伤害时，须送医治疗。

二、食物误入气道的急救法（海姆立克急救法）

“气道异物堵塞”是生活中常见的意外事件。

一旦发生异物吸入气道，则可能快速进展为窒息、昏迷甚至导致心跳骤停，而黄金的救命时间只有短短几分钟。

美国医生海姆立克在 1982 年发明了这种针对异物堵塞呼吸道，随时会造成病患窒息的现场抢救方法，此法又叫腹部冲击法，用于排除进入气管的异物，成功率较高。

时间就是生命，海姆立克急救法可以通过反复多次快速冲击，促使患者将卡在喉咙的异物吐出来，从而使呼吸恢复正常。

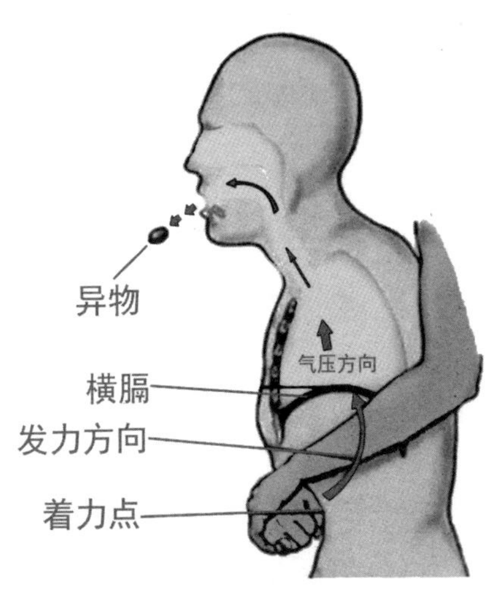

海姆立克急救法

（一）儿童情况

1. 对于 1 岁以下的婴幼儿，施救者屈膝跪坐在地上，单手托着宝宝，用手握住孩子颌骨两侧，使其身体趴靠在大人的膝盖上，以单手用力拍宝宝的肩胛骨或拍背 5 次。

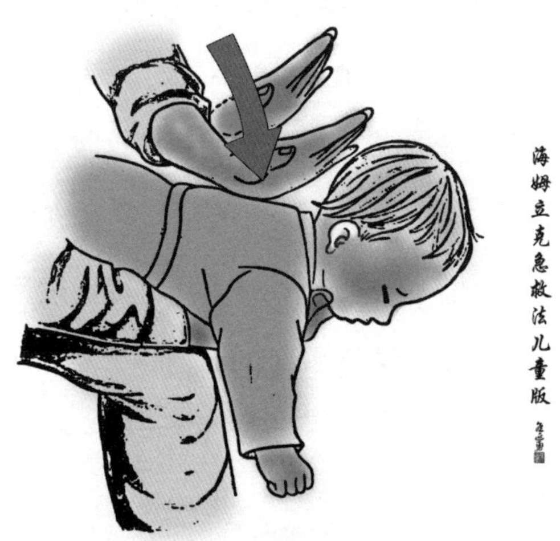

2. 再将婴儿翻正，在婴儿胸骨的下半段，用食指及中指压胸 5 次。

3. 重复上述动作，直到异物吐出。

4. 对于较小或已丧失意识的孩子，抢救者可将其置于平卧位，然后两手交叉放在患儿心窝处，用力迅速向上加压推挤。

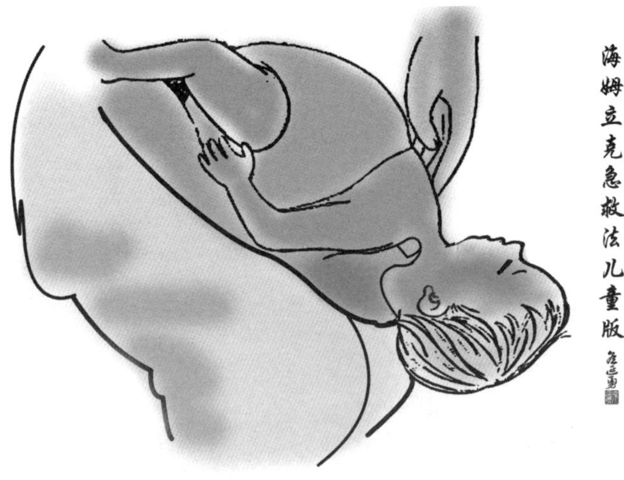

5. 排除异物后，仍建议到医院做进一步检查。

6. 若采取上述方法均未奏效，应分秒必争地尽快送医院，在喉镜或气管镜下取出异物。

原理：由于突然增大了患儿的腹内压力，使其横膈上抬而推挤胸腔，迫使肺泡余气经气道冲向喉部，将卡在气道内的异物冲出，因此这一急救法又被称为“余气冲击法”。

（二）成人情况

1. 自救

成人发生误吞异物且现场无外人可以帮助的情况下，可以采用上腹部冲击法进行自救。

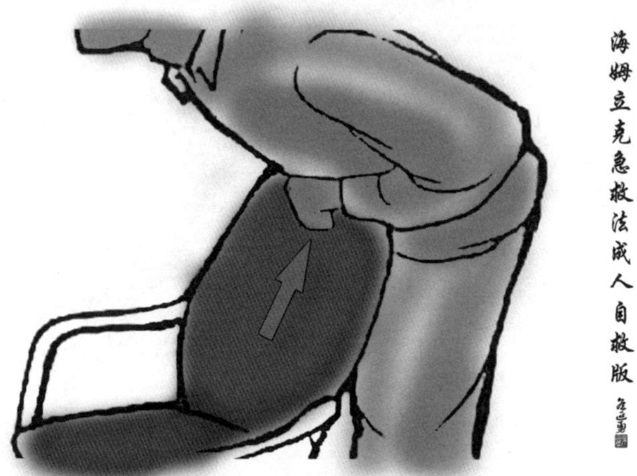

首先一手握成空心拳，抵贴于上腹部；同时另一手紧握成拳，快速用力向上、向内冲击 5 次。另外，也可以弯下身子，将上腹部抵压在坚硬的突出面上，如椅背、桌沿、走廊栏杆，身体用力，连续向内、向上冲击 5 次。

2. 向现场人员求救

如果被食物卡住气管，千万不要独自跑向无人的地方，要立即向现场人员发出求救信号，国际通用的求救手势如下图。

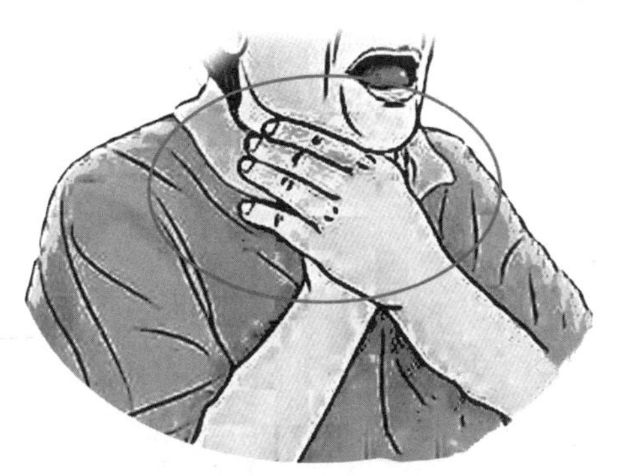

发生异物堵塞呼吸道的国际通用求救手势

3．现场急救

使被救者采立位或坐位，施救者站于被救者背后，双手环抱被救者，用右手拇指掌关节，即硬骨性位置，抵在患者脐部上腹正中，大概剑突下位置，另一手按压于右手拳头上。

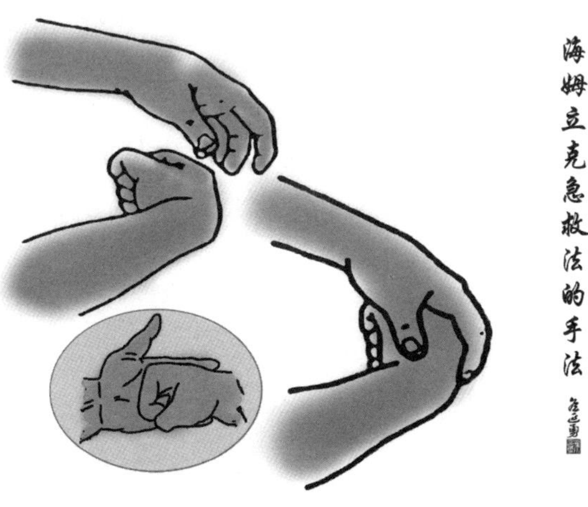

海姆立克急救法的手法

向上、向内快速冲击6~10次。此操作可快速提升胸腔内压力，有助于气道内异物排出。在操作过程中，需要注意使患者体位摆正，同时严格按照操作步骤进行施救，以免造成二次伤害。

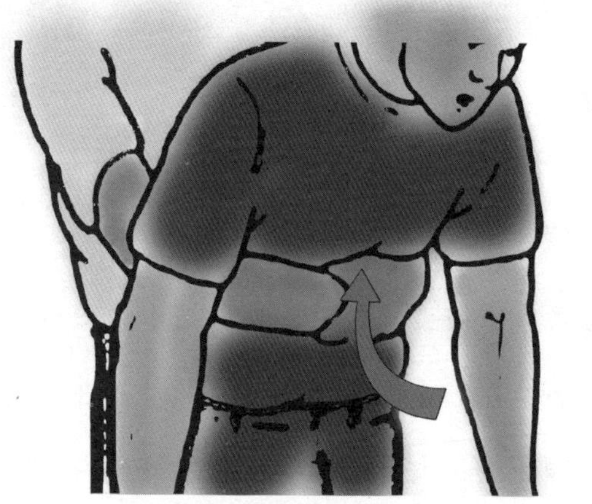

案例：六旬老人异物卡喉，生命的拥抱——“海姆立克急救法”

2023年11月5日晚，某市妇幼保健院急诊科一实习生急匆匆地呼叫：“老师，老师，您快看看这个阿姨，好像出气不赢。”

现场的吴医生立即检查，判断出是异物卡喉，迅速对患者施行海姆立克急救法，很快，阿姨将卡在喉咙的异物吐了出来，呼吸和面色也逐渐恢复正常。

阿姨情绪稳定后，值班医生进一步检查了阿姨的身体情况，测量了血压，确保病情稳定。

经过了解才知道，阿姨患有高血压、糖尿病，前几日还因喉咙水肿住过院。今天是陪同孙子输液治疗来到急诊科，在现场吃饭着急导致了异物卡喉。

第九章　高温引起中暑的现场紧急处置

火灾现场高温或环境高温能够引发中暑等多种疾病，其特点是隐蔽性强、发病急、危险性大，如果处置不当，很有可能会危及患者的生命。

一、火场高温引起中暑的致病原因

中暑是一种热损伤导致的疾病。

人在气温高（＞32℃）、湿度大（＞60%）、通风不好的环境中，时间一长体内会聚集大量的热量。同时，环境温度过高还会使人体从环境中吸收大量的热量。

高温环境中，人体内的水和电解质会随着出汗大量流失。此时，万一人的散热出现障碍，积攒聚集在体内的热量就会直接烧伤全身各个组织器官，出现中暑症状。

二、中暑的症状

根据中暑的严重程度不同，表现的症状也不同，可分为先兆中暑、轻症中暑和重度中暑。

1. 先兆中暑

在高温环境下，出现头痛、头晕、口渴、多汗、四肢无力发酸、注意力不集中、动作不协调等，体温正常或略有升高。

如及时转移到阴凉通风处、降温、补充水和盐分，短时间内即可恢复。

2. 轻症中暑

轻症中暑可表现为头晕、头疼、面色潮红、口渴等。除上述症状外，体温往往在38℃以上，伴有面色潮红、大量出汗、皮肤灼热，或出现四肢湿冷、面色苍白、血压下降、脉搏增快等表现。

如及时转移到阴凉通风处，平躺解衣、降温、补充水和盐分，可于数小时内恢复。

3. 重症中暑

重症中暑包括热痉挛、热衰竭和热射病。

重症中暑如不及时治疗，存在导致死亡的风险。

热痉挛：是一种短暂、间歇发作的肌肉痉挛，可能与钠盐丢失相关。热痉挛常发生于初次进入高温环境工作，或运动量过大时，大量出汗且仅补水者。临床表现为于训练中或训练后出现短暂性、间歇发作的肌肉抽动。

热衰竭：指热应激后，以血容量不足为特征的一组临床综合征。严重热应激情况下，体液、体钠丢失过多，水、电解质紊乱，但无明显中枢神经系统损害表现。临床表现为多汗、疲劳、乏力、眩晕、头痛、判断力下降、恶心和呕吐，有时可表现出肌肉痉挛、体位性眩晕和晕厥。体温升高，无明显神经系统损伤表现。

热衰竭如得不到及时诊治，可发展为热射病。

热射病：热射病分为两种情况。

劳力性热射病：顾名思义多见于参加体育运动者。因其长时间暴露于高温、高湿、无风的环境中，在进行高强度训练后，会出现发热、忽然晕倒，体温升高可达40℃。严重者出现谵妄、嗜睡和昏迷。

非劳力性热射病：常发生于年老、体弱和慢病人群，发病较慢。早期症状不易被发现，1~2 天后症状会加重，即出现神志模糊、昏迷，其体温可高达 40℃~42℃，而直肠温度最高可达 46℃。

三、中暑的现场处置措施

出现中暑症状应及时就医，中暑严重时可能会致命。

发现有人中暑，可以在现场立即按照以下五字诀予以急救，同时拨打 120 急救电话：

1. 移：迅速将病人移至阴凉、通风的地方，同时垫高头部，放松衣裤，以利呼吸和散热。

2. 敷：可用冷水毛巾敷头部，或冰袋、冰块置于病人头部、腋窝、大腿根部等处。

3. 促：将病人置于 4℃水中，并按摩四肢皮肤，使皮肤血管扩张，加速血液循环，促进散热。待体温降至 38℃，可停止降温。

4. 浸：将患者躯体呈 45 度浸在 18℃左右凉水中，以浸没乳（头）为度。老年人、体弱者和心血管病患者，水温过低不能耐受。

5. 擦：四个人同时用毛巾擦浸在水中的患者身体四周，把皮肤擦红，一般擦 15~30 分钟左右，即可把体温降至 37℃~38℃，大脑未受严重损害者多能迅速清醒。

对于重症中暑患者，简单的应急处理解决不了实际问题，应立即拨打120急救电话，等待救援的期间应使患者平卧头向后仰，以保证呼吸顺畅。

四、中暑禁忌事项

1. 忌过量饮用热水

中暑后须要大量补充水分和盐分，但过量饮用热水会更加大汗淋漓，反而造成体内水分和盐分进一步流失，严重时会引起抽风现象。

正确的方法应是少量多次，每次饮水量以不超过300毫升为宜。

2. 忌过量进食

不能吃油腻荤腥的食物，避免增加消化系统的负担。大量血液滞留于胃肠，而输送到大脑的血液便相对减少，营养物质也不易被充分吸收。

3. 忌偏食辣椒

辛辣燥热的食物会助热祛阳。因而，中暑后应尽量少吃或不吃辣椒。

4. 过量冷食伤身

身体干渴的时候，冷饮和瓜果类食物让人上瘾，很可惜，中暑后这两样东西也不能多吃，凉性食品会损伤及脾阳。

案例一：一女子高温户外劳动中暑去世，发作到死亡不足 10 小时

2022 年夏季，某地室外温度 40℃左右的一天，一名 56 岁的农村女子前往地里“喷农药”。

没有任何防晒的保护措施，就这么干活到下午 6 点，女子突然出现呕吐、头晕的症状，被家属送到医院时，体温已经高达 40 度以上。

此时女子的脉搏、血压等基本指标已经非常微弱了，尽管医院全力救治，还是在距离发病时间不到 10 个小时的时候撒手人寰。

案例二：一男子户外运动中暑，抢救无效死亡

2021 年 7 月，某地一名男子长期在 40℃以上的户外活动，且没有任何防晒遮阳措施。某日，在持续活动 4 小时后，突然中暑晕倒在地，体表温度一度达到 42℃，最终抢救无效死亡。

案例三：高温天气户外旅游，导游中暑身亡

2023 年 7 月 2 日，某地一名年龄 49 岁、从事导游工

作20多年的地接导游，在带团游览时因中暑送医，经抢救无效而离世。

当时，当地气温已经创下了连续3天最高气温突破40℃的历史纪录。这名导游所接待的研学团早上8点钟从酒店出发，他选择了一条约有1.5公里的步行路线，游览时长约两个小时。结束游览后，大巴车司机发现该导游状态非常不好，已经昏迷，便拨打120急救电话。

经抢救无效，导游不幸去世，死亡原因为“热射病”。

第十章　溺水的急救

对溺水者进行施救时，救援人员必须时刻注意自身安全。

1. 救援人员应尽可能使用一些运输工具，如船、救生筏、破浪艇、漂浮装置等，尽快到达落水者遇险处。

2. 所有落水失去意识者都应视为可能存在脊髓损伤，救援时，应注意固定颈、胸椎。固定患者颈部于中立位（无屈无伸），使患者仰卧漂浮于水平背部支持装置上，再抬离水面。如必须翻转患者，应沿长轴保持头、颈、胸、躯体呈直线小心地滚木样转至水平仰卧位。

3.保持患者头部于中立位的同时，通过抬下颌开放气道。一旦患者的气道可以开放，就要开始呼吸救治，这通常在患者处于浅水中或移出水面后完成。

应清除口腔、鼻部的淤泥、杂草、呕吐物、假牙等；紧裹的内衣、腰带应松解。

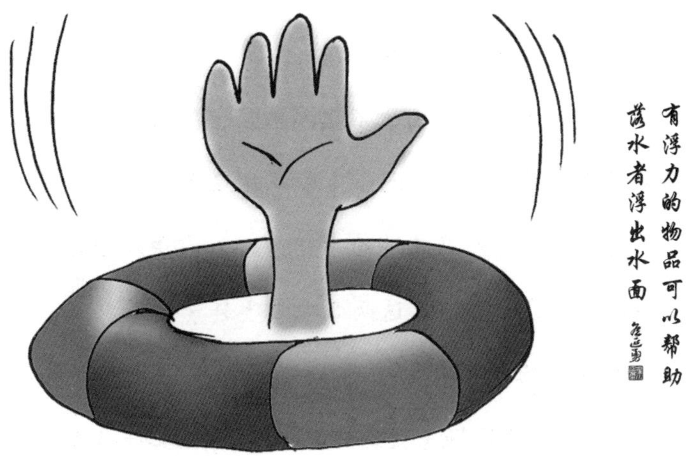

4.将患者移出水面后立即开始检查循环指征，普通循环指征(呼吸、咳嗽或对呼吸救治的反应性运动)和脉搏。

进行胸外按压或呼吸救治时可能发生呕吐，将患者头转向一侧，用手指、衣物、吸引器清除呕吐物。如可能存在脊髓损伤，应给予固定，移动时保持头、颈、躯干整体移动。

5.最好明确水中含有何种毒物。溺水者可发生原发性或继发性低温，应予复温。

案例一：10 岁童溺水，现场抢救 40 分钟，成功挽回生命

2023 年 6 月 5 日，10 岁的涵涵（化名）独自在河边玩时不慎跌入水中，由于不熟悉水性，他的口腔、气道和肺部吸入大量河水及淤泥，生命危在旦夕。

危急时刻，两名路过的中学生跳入河中救出涵涵，此时涵涵神志已经昏迷，这两名中学生赶紧报警。

赶到现场的警察紧急施行心肺复苏术，同时拨打了 120 急救电话。现场抢救约 40 分钟，涵涵终于恢复了自主呼吸和心跳，但神志仍未清醒，情况仍然十分危重，于是连夜送至当地医院重症医学科（ICU）。

经过 4 天的积极救治，涵涵神志恢复清醒，各项体征恢复正常，6 月 9 日转到儿科做进一步康复治疗。

案例二：男孩溺水，现场获专业性抢救

2023 年 7 月 30 日晚上 7 时 30 分左右，某地旅游景点的小岛上，一名五六岁的男孩发生溺水。

男孩被救到沙滩上时，面色、嘴唇都已发生紫绀，恰好一名市人民医院的儿科护士带着 3 岁多的孩子在沙滩上玩耍。

她先是拨打了 120 急救电话，然后查看孩子的口鼻分泌物、意识和脉搏，发现孩子已经失去意识，立即会同另一名男子对孩子进行现场急救，经过一分钟左右的心肺复苏，孩子的面色和嘴唇都有了红润，心跳、呼吸和意识也慢慢恢复，她又清理了孩子的呼吸道。

案例三：年轻女子浴池溺水身亡

2020 年，某市一公共浴场，一名年轻女子在浴池内不慎溺水。虽然工作人员及时发现并进行施救，但遗憾的是，女子在送医途中不幸去世。

案例四：年轻游客景区游泳溺水被水流冲走

2021 年，某旅游度假区发生溺水事故。

由于该景区的河流水势复杂多变，年轻游客在游泳过程中不慎被水流冲走，溺水身亡。